海外館藏中醫古籍珍善本輯存（第一編）

第十五册

劉金柱　羅　彬　主編

醫籍考（六）

廣陵書社

醫經醫理類

醫籍考（六）

卷五十五—六十四

〔日〕丹波元胤　編寫

醫籍考卷五十五

東都　丹波元胤紹翁　編

方論三十三

孫氏天仁集三丰張真人神速萬應方

國史經籍志四卷

存

明史方伎傳曰，張三丰遼東懿州人，名全一，一名君寶，三丰其號也，以其不飾邊幅，又號張邋遢，頎而偉，龜形鶴背，大耳圓目，鬚髯如戟，寒暑惟一衲一蓑，所噉升斗輒盡，或數日一食，或數月不食，書經目不忘，或處窮山，或遊市井，能一日千里嬉笑諸謔旁若無人嘗遊武當諸巖峯語人曰此山異日必大興時五龍南巖紫霄俱燬於兵火三丰去荆榛辟瓦礫與其徒創草廬居之已而舍去行遊四方太祖故聞其名洪武二十四年遣使徧覓之不遇後居寶雞之金臺觀一日自言當辭世留頌而逝縣人共棺殮之及葬聞棺內有聲啓視則復活乃游四川見蜀獻王復入武當歷襄漢不常厥處

劉氏淵然濟急仙方

醫藏目録一卷

存

明史方伎傳曰劉淵然贛縣人幼出家爲祥符宮道士後詣

雩都紫陽觀、師趙原陽、傳其法、能呼召風雷、洪武二十六年、太祖聞其名召之、既至、入對便殿、賜號高道、館朝天宮、永樂中從駕至北京、仁宗嗣位、賜號沖虛至道元妙無爲光範衍教莊靜普濟長春真人、給二品印誥、與正一真人等、宣德初進號大真人、七年乞骸骨、命送南京朝天宮、御製山水圖歌賜之、卒年八十二、閱七日入斂、端坐若生、

徐氏杜真方書

未見

休寧縣志曰、徐道聰子杜真、騈脅犀頂、負殊相、後精大人科、著方書、

雷氏伯宗千金寶鑑

未見

閩書曰、雷伯宗名勲、以字行、讀書明醫、尤精於小兒科、洪武間授醫學正科、著有千金寶鑑、

蔣氏用文治効方論

未見

陳鎬蔣恭靖別傳曰、蔣用文名武生、以字行、其先魏人、世有宦業、洪武初伯雛者、由元進士、薦為史官、以疾辭、出為蘭陽縣丞、徙居句之龍潭八都城、用文早承家學、尤邃於醫、初入太醫院為御醫、永樂八年、陞院判、日侍文華殿、其醫主李明

之朱彥脩不執古方而究病所本自為方故所治恒十全王公貴人下逮厮隸有疾衆醫難愈者謁用文治即愈謂不可愈無復愈者其報不報未嘗計受知仁廟隨事獻規多所弘益上嘗論保和之要對曰在養正氣耳正氣完邪氣無自入焉又嘗問醫于卿效率幾何也對曰善治者必固本急之恐傷其本是以聖人戒欲速也永樂二十二年秋卒壽七十有四上甚悼之遣中使護喪歸督治祠墳明年改元三月下詔特贈曰恭靖獻徵錄

陳繼蔣用文傳曰其為詩文有靜學齋集若干卷治効方論若干卷

陸氏昇蘭臺金匱

未見

鄞縣志曰、陸昇字季高、始居會稽、遷於鄞、自幼習舉進士業、凡經史百家翰墨、無不旁搜博覽、性剛方、與人寡合、已而父病、遂棄其業、攻岐黃書、以醫自給、周旋調護、親獲者年、聲名大著、叩者如市、永樂初、辟至京師、預修蘭臺金匱元機素要等書、

元機素要

未見

劉氏均美拔萃類方

明志二十卷、註曰、一作四十卷、

未見

錢塘縣志曰、劉均美號閒耕齋、讓産異母弟、以閭右實京師、居善藥、先丐者、後市者、邑人許昉客死、美殯殮歸其喪、解縉楊士奇俱爲歌詩稱之、晩年術益精、活人益多、年九十卒、所著有拔萃類方四十卷、劉氏慶源録三卷、

周氏禮醫學碎金

明志四卷

存

自序畧曰、余幼習儒書、長究醫義、浪跡江湖間、三四十年、探

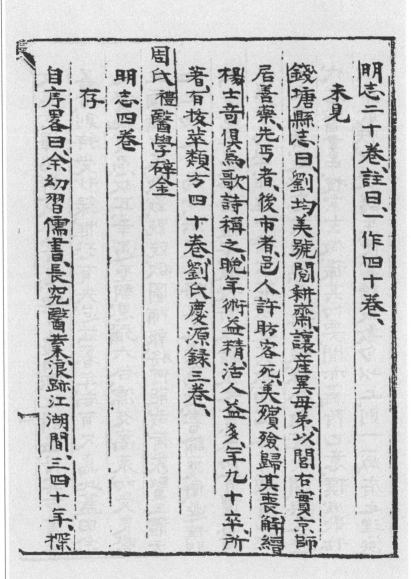

攷樞素繹絡群方未嘗怠遇有名醫輒往請益得其方書之善者則拜受抄録惟恐有失迨茲暮年尚有欠爲此蓋由余之資鈍質愚故耳幸遇聖朝恩彌六合濡及蒿萊叨受良醫正領職以來戰戰兢兢欲圖補報將何能哉荷蒙賢王體天地生物之心爲心法皇上好生之德爲德嘗諭護衛遴撰聰明遂逸子弟委臣禮等教授軒岐諸家之書愚切有懼爲何患弟子初學非惟一時不能以造其微而尤恐有類盲已誣人之患者是以忘其固陋每遇公暇輒於難經素問與夫歷代名醫書中捜索玄微撮其切要間亦竊附已意撰成歌括次第成帙以授諸生使其讀取數句以上則一藏府之理渙

然矣，斯其易學而易精，將見得之於心，應之於手，使方寸無疑，俾人生有賴，是亦小補云爾。書成，目之曰醫學碎金，諸生倘以予言不耄翫讀詳味，久自得之，使扞格之病無，而微妙之理得，則一旦豁然貫通矣。豈不由投碎金之投爐煅煉溶化，欲成其器器，一火而就乎。但俟同志，恕予白首狂簡，改而正之，斯其美矣。於是乎書。永樂十三年，歲次乙未，春二月上澣日，廸功郎良醫所良醫正梅屋老人周禮自序。

錢氏萼醫林會海 嘉興府志作醫林驗海。

明志四十卷

未見

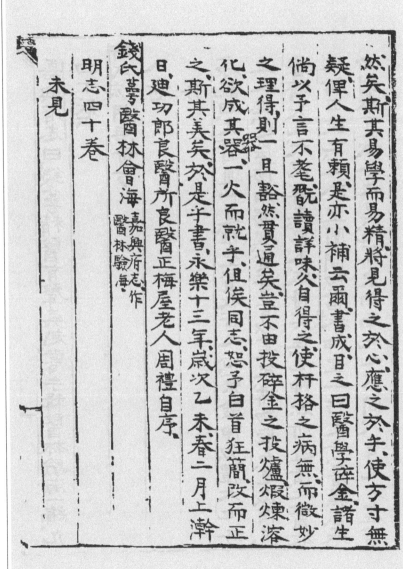

嘉興府志曰錢萼精醫有聲吳越嘗手輯醫林驗海一編凡四十卷

許氏宏湖海奇方八卷

存

序說曰夫醫通仙道推聖賢救苦之心藥驗神功體天地好生之德運陰陽而燭理資膏肓以盡年博物能名通機循道普濟夭札大庇群生草木咸得其性鬼神無所遁情此醫教之所由設也至於望聞問切當求神聖工巧之奇暑濕風寒必別春夏秋冬之異地有東西南北之不同人有老少虛實

之各異六失者醫之大戒八要者世之良規氣有補瀉宣通味有炮爁炙煿若乃七傳者死邪侵五藏之難爲間藏者生病在六府之易治汗吐下乃法之大要亢承制爲理之至微味分五品有甘辛鹹酸苦之宜病驗六經在肝心脾肺腎之內能知病之所在則用藥如用兵討無不服不知病之所在則觸途而冥行動致顛隕故張長沙有寃魂塞於冥路死尸盈於曠野之譏可不懼乎宏幼慕眞風長參醫業自愧材庸智淺聞寡見疎學道少入神之妙爲醫欠洞視之明讀書無資世之才遁世乏休粮之術欲得恬愉澹泊寂靜無爲外絶囂塵內修眞性其志罔能遂也於是歷醫數載勤苦勞心仰

守科規罔敢忽怠又念人居天地之中以飲食起居爲養生之本其有飲食誤傷禁忌起居有犯災傷又或遠居村落之中或在旅途之際或貧富而無力請醫或貴料而難爲措置往往束手待斃者爲於是搜採葛仙遺書名公詳論本草節要湯液餘膏有所効驗者不必分别經絡搜求陰陽人人皆可曉用用力少而効應多者列爲八卷開卷一覽了然在目此爲湖海之秘傳實乃濟世之捷徑字之曰湖海奇方不惟易於成功亦且不至差失更能遇有病者救益於人其陰德尤未可量也旹永樂二十年歲在壬寅七月二十四日己卯

建安八十二翁許宏拜手謹書

通元録

未見

桉右見于建安通志、

胡氏濙衛生易簡方

明志四巻

存

明志註曰、永樂中濙爲禮部侍郎、出使四方、輯所得醫方進於朝、一作十二巻、

揚氏溥用藥真珠囊括

未見

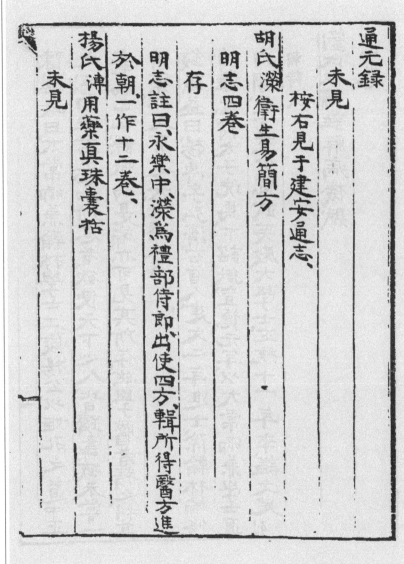

陳繼跋曰：太常卿兼翰林學士江陵楊公以姬孔之道守正之心，而佐君上，其所志者，欲使天下之人，皆躋壽域，未嘗一毫爲己也。餘暇爲是編，亦可見其所存。然學醫者精之，利其用藥，亦足有通矣。怡菴文集

錢謙益曰：楊溥字弘濟，石首人。建文二年進士，除翰林編修。靖難後，轉太子洗馬，下詔獄。宣德元年以大常卿兼學士直內閣，歷官至少保、武英殿大學士。正統十一年卒，謚文定。列朝詩集

劉氏全備註解病機賦

一卷

存

葉氏尹賢拯急遺方

一卷

存

汪實序畧曰臨江通守永嘉尹賢葉侯近得醫家秘用加減十三方繼得倉卒急救三十九方其濟人利物經驗之效固非他方可比若人得之急無方脈之士亦可以對證用藥詳審加減而疾亦無不瘥爲葉侯得而寶之嘗謂予曰諸家醫書浩瀚卒難檢閱況值危急之時諸醫不及往往夭橫可悼每於聽政之餘編集諸方次第會成一帙總而名曰拯急遺

方、特鋟梓以廣、其傳俾予序以識之、予謂侯以科目致身、以仁慈立政、凡有利國益民之事、無所不用其誠、今爲此方一行、而深病者得以療其病、窘醫者得以濟其醫、庶幾倉卒無夭横之憂、頃刻有廻生之喜、其所以立仁政者在是、所以永民之命者在是、其所以體皇朝愛民之誠者、亦在是矣、其與蘇耽杏林之惠同揆也、故摭其實書諸篇端以識其用心如此云、

趙氏李數救急易方

國史經籍志八卷 通行本二卷

存

高宗本序略曰、國朝永樂間、大宗伯胡忠安公有衛生易簡方、正統間、又有趙叔文救急易方、黄吉甫備急仙方、衛生易簡方有官板、又刊于四川、刊于浙江、備急仙方、則刊于吳下、河南大參孫公伯大又以救急備急二方、總名之曰備急、而刊于河南、此皆仁人之用心、無非欲廣其傳、使天下之人、轉夭閼而爲仁壽之歸也、

熊氏良佐新增救急易方

八卷

存

楊一清序略曰、救急易方、集於吳人趙叔文、世之有力者、屢

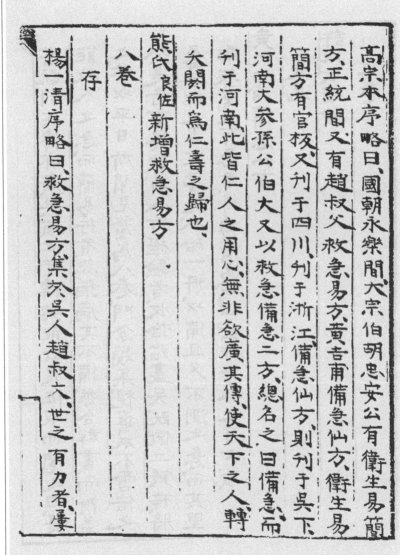

嘗鋟刻其傳亦廣矣鎮江守博興熊公良佐取而閱之曰是能救人之急而簡易行者然猶病其不備悉合群書而附益之參以平日所聞見釐爲八卷門分類集視舊本不啻倍之於是奇方奥訣前人所經驗者收拾殆盡矣既鳩工鋟梓將屬合郡之里正耆老人給一册以備旦夕不測之急而其里鄰族黨之有急者得博濟焉嗚呼茲非仁人之用心哉

黄氏吉甫備急仙方

未見

許氏敬經驗

三卷

未見

嘉興府志曰、許敬字孟寅、世爲感化鄉人、祖文達、父景芳、皆以醫鳴、敬世其業、有聲、宣德間、院使蔣主善薦入内院、英宗患喉風、更數醫弗効、敬進絳雪噙之、遂愈、上嘉甚、賜以羊酒、拜太醫院御醫、賜勑獎諭、年七十致仕、有經驗三卷、藏於家、

蔣氏達善醫鏡

三十卷

未見

武進縣志曰、蔣宗武、祖達善、以醫名吳越間、所著有醫鏡三十卷、

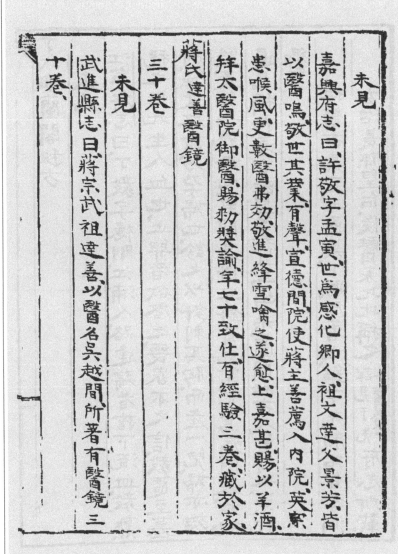

丁氏毅蘭閣秘方

未見

江寧府志曰：丁毅，字德剛，江浦人。路逢殯者，棺下流血，毅熟視之，曰：此生人血也。止舁者欲啓之，喪家不之信，毅遂至墓所，强使啓棺，乃孕婦也。診之，以針刺其胸，而產一兒，婦亦旋甦。蓋兒手執母心，氣悶身僵耳。針貫兒掌，兒驚痛開拳，始娩。通邑稱神。著有醫方集宜、玉函集、蘭閣秘方，人爭傳之，崇祀鄉賢。

按醫方集宜、玉函集，丁鳳所著也。鍼下死胎，始自李洞玄治長孫皇后，後醫家比比稱之，詳見于先子醫賸。府志所載固不足信焉。

徐氏彪論欬嗽條

二卷

未見

按右見于獻徵録太醫院判徐公墓志。

熊氏宗立山居便宜方

國史經籍志十六卷

存

備急海上方

國史經籍志二卷

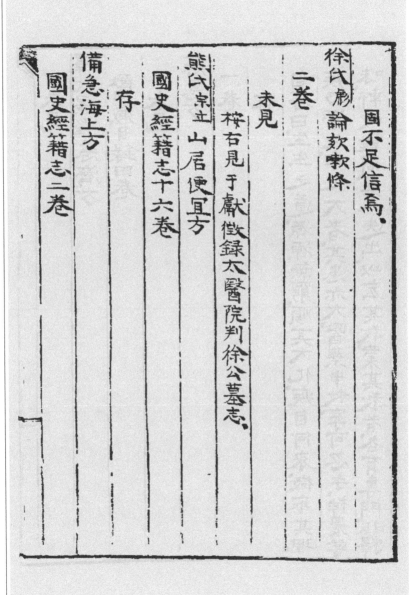

未見

釋氏景隆慈濟方

醫藏目録四卷

未見

慈惠方

一卷

存

自序曰生生之道源源無窮順其大化疾自何來微乖其理

疾乃潜生乖之大者其患亦大醫藥申救寧可忽乎神農嘗

味軒岐難問異人迭出以宏其教業其教者各有專門非釋

子之事然佛聖人之教法以成道爲本利人爲用如法修行釋子事也言利人者有内外爲内指明心外施方便内外雖殊利人則一若稽佛聖人曠劫濟人之行隨機而應初無定方且言其捨身命救人之一端亦非才智者所能計其萬一况有萬德萬行乎伏讀六度等經覩佛行實痛感於衷故於禪誦之暇或遇利人之事亦不忍棄之所謂惻隱之心人皆有之也然亦不能大有爲但順其可爲之所宜耳或聞湖海緇素言及歷試海上方或醫書遺失之方必録之積以成帙不爲私淑安可滯之於篋不得利於人乎故鏤於板名慈濟方臨川冷齋先生序之已傳于世厥後復有所聞亦積成帙

凡得一善、必欲與人共之、稟性而然也、今亦鋟梓、以廣其傳、或有一方二方、可以對機取用、爲亦一助而已矣、是書從慈心而作、因名慈惠云、正統十三年、龍集戊辰春正月朔越十又三日、中吳釋空谷景隆序、

董氏宿識效神聖保命方

十卷

存

徐春甫曰、董宿四明人、正統間爲太醫院使、深察藥性、博究醫書、治療立方、輒有奇效、故輯奇效良方七十卷、今行于世、

奇效良方

七十卷

未見

方氏賢奇效良方

明志六十九卷

存

陳鑑序略曰，太醫院使會稽董宿嘗集諸家之方，類爲一帙，未及成書而逝，今院判吴興方賢惜其採輯未備，猶不能無擇簡去取之未安者，閒與御醫楊文翰，翻閱載籍，重加訂正，凡方論之輕重失宜，先後不倫，煩而未及刪要，而未及採者，悉從校勘與夫投門而經驗者悉從收入條分縷析精思博究彙萃成編爲門六十有四爲卷六十有九題曰奇効良方爰鍥諸梓上以裨乙夜之覽下以廣四方之傳其用心甚溥其爲力甚勤亦可嘉也已亦可尚也已吾知是書一出不惟有以翼億萬於皇國抑且有以登群黎於壽域豈曰小補之哉於不可易言之中而有至易者存吾於是書取有焉

邵氏以正秘傳經驗方

醫藏目録一卷

存

明史方伎傳曰劉淵然徒有邵以正者雲南人早得法於淵

然淵然請老薦之召爲道録司左元義正統中遷左正一領京師道教事景泰時賜號悟玄養素凝神冲默闡微振法通妙真人英宗復辟以正具疏辭詔以左正一閒住未幾真人張吉薦其戒行詔復真人仍掌道教天順六年八月卒

丘氏濬群書抄方

國史經籍志一卷

未見

錢謙益曰丘濬字仲深瓊山人少孤七八歲能詩敏捷驚人景泰五年進士改庶吉士歷官掌詹尚書弘治四年年七十餘兼文淵閣大學士直內閣八年卒於官贈太傅謚文莊

何氏孟春續群書抄方

國史經籍志一卷

未見

自序曰春於群書中所得之方鈔而傳之以續瓊山丘先生之所鈔著也蜀唐慎微考諸方書及經史子傳佛道藏書樂方醫論而附于本草之末爲類證摭拾多矣瓊山所鈔則慎微前之所遺而後來人事之既驗者春之續鈔又瓊山所遺後人欲志慎微之爲其有取于斯乎瓊山鈔方自序感暇日記避難止小兒哭法而成其帙春於續鈔蓋亦有爲今歲兩淮三吳浙東西民饑道殣相藉陶學士大道九可以禦阻飢方司

施也、往歲江西湖南民苦疫甚、蘇學士聖散子、可以收效、而人弗知也、春茲是致思焉、又其附書四方事頗涉異、然冥應靈契、氣通理感、殆有未可誣者、覽者定不遐之、若類證後名家諸方、則醫學多所刊行、專門有成書在、春何與哉、弘治甲子歲十月二日、燕泉居士、餘冬序錄

錢謙益曰、何孟春字子元、郴州人、弘治癸丑進士、長沙異其才、擬入史館、以父憂罷、授兵部職方主事、歷郎出、補河南參政、入爲太僕卿、以僉都御史巡撫雲南、召爲吏部右侍郎、世廟即位、詔議尊親禮、大臣相繼去位、子率部院臺諫力爭、泣諫於左順門上、疏上撫諭再四、跪泣不起、左遷南京工部右

侍郎無何盡作諸咈議者，削籍錮不復用，屏居著述，有餘冬叙録行世。穆廟初，追贈禮部尚書，賜謚文簡。

李氏湯卿心印紺珠經

醫藏目録二卷

存

朱攜序略曰：予家祖儒醫，乃東平青字王太醫口傳心授之徒也。有李君湯卿者，同其時爲。蓋劉守真先生，金朝人也。初傳得劉君榮甫，再傳得劉君吉甫，三傳得陽坡潘君。東平王公寔，吉甫之門人也。予父既襲祖術，又授業於李君湯卿之門，而得傳心之書九篇。其論本諸天地之造化，其法源乎運

氣之陰陽推之可以應萬病之 可以為寸心之訣焉
幼而學儒長而學 之未明由儒而後始明術之未精由
儒而後始 道之未明由儒而後始行因披玩是書力久而
一旦豁然貫通爲頓知法無定體應變而施藥不執方合宜
而用蘊諸中形諸外雖未能如響之應聲鼓之應桴萬舉萬
全百發百中亦嘗活人於枕席之上多矣予恐其服膺久而
忘也輒自暇日錄之於書以俟知者或曰父母有疾病臥於
牀委之庸醫比之不慈不孝事親者不可以不知醫先覺之
言豈欺我哉

四庫全書提要曰心印紺珠經二卷明李湯卿撰湯卿不知

何許人。是書爲嘉靖丁未嘉興府知府趙瀛所校刊。上卷曰原道統，曰推運氣，曰明形氣，曰評脉法。下卷曰察病機，曰理傷寒，曰演治法，曰辨藥性，曰十八劑。融會諸家之說，議論頗爲純正。惟以十八劑爲主，而欲以輕清暑火解甘淡緩寒調奪濕補平榮澀和温數字該之，未免失之拘泥。

李氏榮二難寶鑑

未見

謝毓秀曰：樵陽子李君嵐溪榮者，余家之外祖也。深明乎醫理，活人以萬計，嘗述紺珠經一書，又自著二難寶鑑一編，回

生達寶序

唐氏椿原病集

醫藏目録四卷 五世孫時升、六世孫敏學等序、作六卷、

存

自引畧曰、我始祖永卿教授、自宋元以來、世居邑治西南之齊禮坊下、卷以學術精明、重於當時、迄今八世無替者、何也、博濟爲心、而不以利易操也、汝等當體此、兢兢無怠、庶不負祖宗遺德、且醫學之家、書帙浩瀚、辭理深奥、吾恐爾輩受業、不能遍知大理、故蒐集各家精要、質以父祖之垂訓、間附己意、斟酌病源、編類成帙、名曰原病集、分爲四類、取四德爲目、蓋元者、始也大也、以類醫道源流切要之理、亨者、通也、利者、宜也

以類據證擬病鈐治之法貞者正而固也以類應病之方此
所謂得其大通而利於正之意也以類分門以門鈐法以方
鈐方方亦分列湯散飲圓丹膏雜法等七類類各自始至終
次第編鈐按爾程式使爾檢閱且如一病有兼幾證一方通
治幾疾千變萬化豈能盡合於方法耶要在臨機應變隨時
取中庶不有愧於斯道矣丹溪朱先生有云有論無方無以
模倣有方無論無以識證誠斯言也爾於初學之時先讀儒
書方將脉經本草素問難經傷寒等書循序相參兼讀兼之
攷究茲集知陰陽逆順氣運變化藏府標本脉候虚實方省
古人用藥方法務須潛心燈案勤於記誦研精覃思達其微

妙則洞然可曉了無凝滯於胸次一朝臨證診候原病施治不啻良將之決勝耳何易易哉又當持心忠厚愛物恕己則無得罪於前人況亦不失爲良醫也此書之集予固知不能盡善而於爾輩之習學則亦不無萬一之助也爾更能窮究聖賢全書就其學識高明者而求正焉是亦予之所望云昔

大明成化歲在甲午上元吉旦恕齋書示諸子

嘉定縣志曰唐椿字尚齡參考諸家方論至老不倦起臥飲食未嘗去書所著原病集論七情六淫之傷飢飽勞逸之過爲鈐法鈐方醫之指要無所不具今方術家多宗之

樓氏英醫學綱目

明志四十卷

存

自序曰醫之爲道其道博其義深其書浩瀚其要不過陰陽五行而已蓋天以陰陽五行化生萬物其稟於人身者陰陽之氣以爲血氣表裏上下之體五行之氣以爲五藏六府之質由是人身具足而有生爲然陰陽錯綜五行迭運不能無厚薄多少之殊故稟陰陽五行之氣厚者血氣藏府壯而無病薄者血氣藏府怯而有病陽多者火多性急而形瘦陰多者濕多性緩而形肥陽少者氣虛表虛上虛而易於外感陰少者血虛裏虛下虛而易於内傷況乎人以易感易傷之軀

徇情縱慾，不適寒温，由是正損而邪客，陰陽藏府愈虚愈實，或寒或熱，而百病出焉。故診病者，必先分别血氣表裏上下藏府之分野，以知病受之所在；次察所病虚實寒熱之邪以治之，務在陰陽不偏傾，藏府不勝負，補瀉隨宜，適其病所，使之痊安而已。然其道自軒岐而下，仲景詳外感於表裏陰陽，丹溪獨内傷於血氣虚實，東垣扶護中氣，河間推陳致新，錢氏分明五藏，戴人熟施三法。凡歷代方書甚衆，皆各有所長耳。故後世用歷代之方治病，或效或不效者，由病名同，治法異，或中其長，或不中其長故也。姑舉一病言之，設惡熱病熱，病之名同也，其治之之異，四君治血實之熱也，四物治血虚之熱也。白虎治氣質之熱也。補中治氣虛之熱也。麻黄治表熱也。承氣治裏熱也。四逆治假熱也。柴胡治真熱也。瀉青導赤。瀉白滋腎。瀉黄治五藏熱而各異也。各能洞燭脉證而中其肯綮，則皆效。其或實用虛法，虛用實法，表用裏法，裏用表法，真用假法，假用真法，則死生反掌之間，尚何責其效乎。有不悟是理，泛用古今之方，妄試疑似之病，每致夭横者不少矣。若是者，虛竊濟生之名，實所以害人之生。亂醫之生。孔子以鄉愿亂德爲德之賊，斯則醫之賊也。暗損陰騭，神明不佑，可不謹哉。英叟自髫年，潜心斯道，上自内經，下至歷代聖賢書傳及諸家名方，晝讀夜思，廢食忘寢者，三十餘載，始悟千變萬化之病態皆不出乎陰陽五行蓋血氣也表裏也上下也虛實也寒熱也皆一陰陽也五藏也六府也十二經也五運六氣也皆一五行也鱗集於魚輻輳於轂醫之能事畢矣是不揣蕪陋撥拾經傳方書一以陰陽藏府分病析法而類聚之分病爲門門各定陰陽藏府之部於其卷首也大綱著矣析法爲標標各撮陰陽藏府之要於其條上而衆目彰矣病有同其門者立枝門以附之法有同其標者立細標以次之凡經有衍文錯簡脫簡者一以理考而釋正之傳失經旨衆論矛盾者各以經推而辨明之庶幾諸家之同異得失得以曲暢旁通精粗相周巨細畢舉同病異法如指諸掌名

之曰醫學綱目藏之巾笥以便考求使夫臨病之際自然法度有歸不致悞投湯劑而害生亂醫獲罪神明者矣雖於軒岐心法之妙不敢同年而語然亦天地生物之心一助云耳

蕭山仙居岩樓英全善撰

紹興府志曰樓英蕭山人字全善精於醫居元度嶺有仙巖文集二卷又著氣運類註四卷醫學綱目四十卷

盧氏志增定醫學綱目

未見

按右見于古今醫統

呂氏尚清經驗良方

一卷

存

自序略曰予雖不精於醫竊慕宣公之義每於讀書之暇搜閱孫允賢李東垣楊宣魏君用諸公秘術之書有益於人身者以類編集名曰經驗良方

黄氏濟本草權度

醫藏目録三卷

存

徐春甫曰黄孝子名濟字世仁餘姚人邑奉以孝行聞其醫術盡其妙詔旌其門

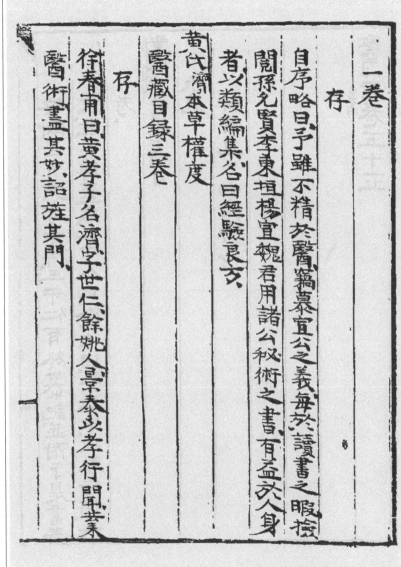

按謝丕有黄孝子傳王守仁有終慕記並附于是書卷末孝子傳蓋成化中人也徐氏曰景泰中以孝行聞失考

黄氏武醫學綱目

未見

按右見于山陰縣志

醫藉考卷五十五

醫籍考卷五十六

東都　丹波元胤紹翁　編

方論三十四

程氏（介）松厓醫經

四卷

未見

徐春甫曰，程玠，新安槐塘人，號松厓，登成化甲辰科李旻榜進士。爲人愷悌，性好醫方，心存仁濟，所著有松厓醫經四卷。

程氏應旄醫經句測

二卷

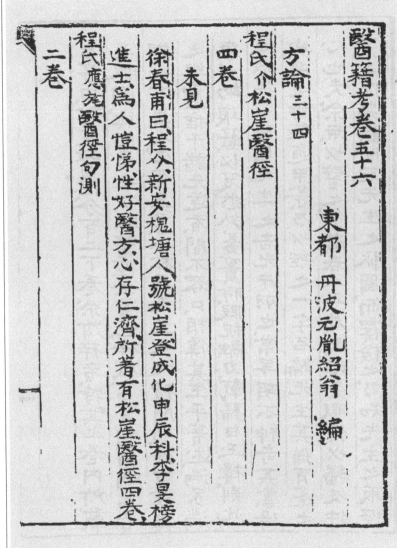

存

自序曰、松崖醫徑、分有上下卷、余所梓者、特其上卷内所載之脉圖與圖内之方、非醫徑全書也、梓成、客有閲而嘲焉者、謂世有異人、必有異書、以松崖先生之天材間出、精靈博奥之學、尊推于諸先達者、間不容口、相傳其生平著述、滿家滿車、一切琅函秘笈、悉於易簀時、假祝融力、載歸白玉樓、則此之醫徑一帙、固先生之吉光片羽也、常竿胡不神奇其書、得與若之神經遁甲等、乃以經之一字名編、先生其猶有蓬之心也夫、余無以譬之、今歲春王正月、雨邸多暇、得以繙及仲景之傷寒論間、取先生之脉圖而覆檢之、乃知先生之取徑、殆與仲景同一輪蹄也。仲景論傷寒，首以脈法，先生前其脈圖以之。仲景論傷寒署以六經，先生分配六部以之。仲景論傷寒曰陰陽表裏府藏，先生區脈以浮沉虛實冷熱以之。仲景論傷寒先脈後證，各有主方，方雖一成，而有互用，先生各具其證與處方於每圖之下，方亦一成，而有互用以之。余因以讀仲景書法讀先生書，吟哦索味之下，遂得句先生之圖於經之中，併得測先生之圖於經之外。部於上者心與肺，中有經焉，測之而得夫營衛之布宣、津液之輪沛也；部于中者肝與脾，中有經焉，測之而得夫樞機之旋轉、閶闔之蒸騰也；部於下者兩腎，中有經焉，測之而得夫龍驁之動靜、水火之

抱離也至於經分左右測之而知陰陽之道路不得反還徑
列崇卑測之而知山澤之降升要須互換他如五藏六府四
體百骸有谿有谷有原有衢其間經隧井然步里秩然莫非
徑也則何莫可測之而得其交會得其阻輸蓋人身一天地
也四海九州具爲輿圖載彼藏府三措是我路程人無路程
幾何不南轅而北其轍梯山而航及海以此測先生之鑿徑
固先生醫學中一帙四海九州地毋經也豈惟醫事以此測
先生之生平凡精靈博異之學現諸琅籤秘笈者何莫由斯
徑也醫其可以不徑哉不徑則滄海能不遁而涉泰山可不
卑而登吾意其人遇淵必躍隕在是矣否則得牆而面無或

早

橦半、徑之爲言路也、浮沉遲數、虛實冷熱之間、若大路然、醫而隕與橦寧致有此況、今宗風大盛、誰不帝畿京、觀其人者、即使町畦之子、朔南未辨、亦復此據一丘、彼擁一壑、凡山徑之蹊、閒蒙茸荊棘處、無不設有一座、終南在其趾下者、若與先生闢徑、恐徑又在彼而不在此、則豈恃先生之徑、其猶有逢之心、而余之爲此測、其猶有蠡之心也夫、是又不能爲先生解嘲於萬一也、歲康熙九年庚戌正月燈節後三日、新安墅程應旄郊倩甫識、

郁氏震醫書纂要集

未見

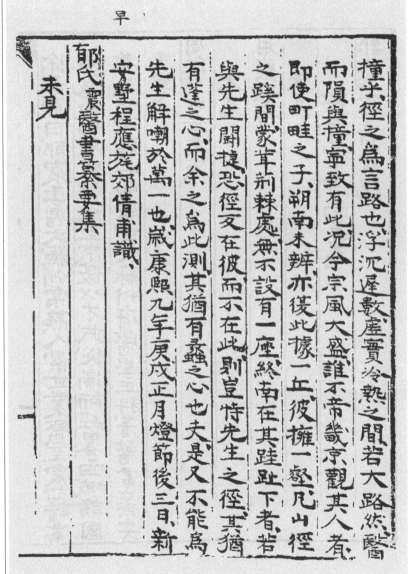

徐春甫曰：郁震字豈文，撫州常熟人，累世業醫，至震尤讀書，尚氣節，初以明醫徵至京，後以才武從備師經畧西域諸國者三，以功賜三品服，世授蘇州府醫學正科，著醫書纂要集等。

周氏溥方法考源

未見

用藥歌括

未見

按右見于河南通志。

鄭氏鎰雲嶠醫說

國史經籍志十卷

未見

祥符縣志曰，鄭鎰字尚宜，業醫，療病多神異，間奇探秘，年逾七十，著述不輟，有續醫說、杏花春曉堂方、方法考諸書，行於世，

杏花春曉堂方

未見

方法考

未見

醫書百朋

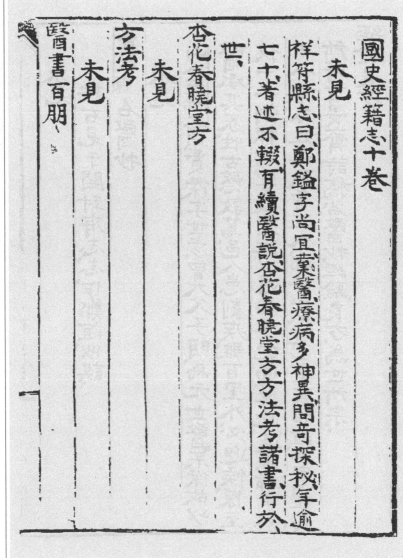

未見

按右見于開封府志，志作鄭誼，似誤。

費氏傑名醫抄

未見

山陰縣志曰：費傑，字世彥，曾大父子明，為元世醫宗。傑故以醫承其家，性古慤敦篤，邑人患劇疾，雖百里外，必迎候。傑至，投一二劑輒效。嘗設藥餌以週邑之貧。獨葬疏遠無歸者數十人，嫁外姓之孤者五人。郡守戴琥尤重其雅誼，加賓禮焉。所著有畏齋詩稿、名醫抄、經驗良方，為世所宗。

經驗良方

未見

徐氏沛醫學決疑

未見

松江府志曰徐沛字澤卿少從周萊峯游以文章行誼相切劇讀書博涉尤精内經用以診疾輒起所著有方壺山人稿及醫學決疑

劉氏倫濟世内科經驗全方

三卷

存

高氏禔鈐法書

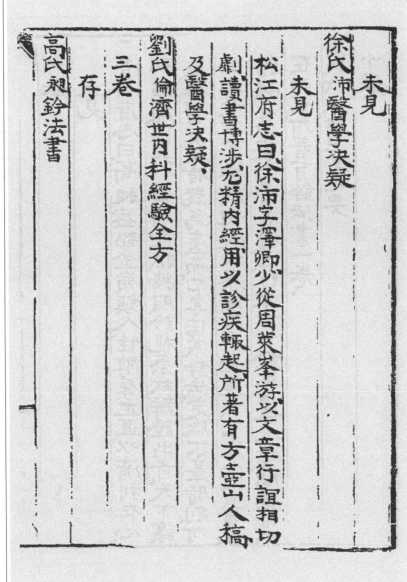

一卷

未見

一青州府志曰高昶益都金嶺鎮人性醇厚正直以濟利存心弘治間傳異人醫術直抵精明診視察故辨證出奇天下讓能群醫莫及時號為盧扁尤專傷寒鈐法定脉不差時刻所全活者不可勝計抱疾求療者踵門無虚日尤注念貧困家務與善藥未嘗有責報心行年七十餘卒逮屬纊問藥者猶在門也所著有鈐法書一卷

周氏文采醫方選要

十卷

存

興獻王序曰、周官醫師掌醫之政令、聚毒藥以共醫事、曰王之食飲曰萬民之疾、曰疕瘍者皆有醫、先生懋先人之德、又濟之以生生之具、故人彌厥性、罔有閼札者、豈非順化之治哉、迨我祖宗治政師古、設有內外醫藥院、名若所為慮已深為具已悉、為天下賴已廣、即周官之良法美意、亦不能過是、但名醫多萃於都邑、而窮簷蔀屋疾病者何限、惠政先於所近而遐陬僻壤寧多庸醫、如是而求仁澤之無滲漏、其可得哉、然欲俾醫道之無間、而仁澤之旁洽、非假醫方以博賑之不可也、吾受封以來、脩齊之暇、每令良醫周文采等、於諸方書中精選其方之簡明切要而有徵功者以進吾躬爲較閱得十卷裒成一帙名之曰醫方選要以與天下疾病之人共之苟徧得是書所選簡要之方以攻所疾則垂斃之命庶乎可生而爲太平考終之人矣雖然人所自致之病是方或可治之若其病於凍餒病於徭役病於憲綱病於征輸病於鋒鏑之患而不能起者則惟好生之聖天子若贊化之賢宰執能相與消息調停以遏其關節脈絡而生之全之安之養之俾少可壯壯可老少壯可終事其老而咸躋於壽域焉顧敢謂是方之能爾哉國語曰上醫醫國其次醫人蓋此之謂歟因序而書之篇端時弘治乙卯冬十一月望大明興王書于

中正齋

自序略曰弘治乙卯秋七月既望、敬蒙王殿下令旨、命臣文
釆集録醫方、臣慄愧之餘、遂稽顙再拜而嘆曰、仁矣哉我王
之用心也、蓋仁之蘊於中者、深厚而莫測、故其發於外者、充
大而難禦、惟殿下天衷純粹、纖欲不留、仁之蘊於中者、而其
深厚可知、以故發而爲孝敬、爲友愛、爲恩禮、以慈祥、以撫衆
其仁之發於外者、亦可謂充且大矣、而睿意尤以爲人之有
身、不能無疾、攻疾之要、非藥石不可、然藥石之當否、又係乎
醫方之良不良耳、于是不以臣爲愚陋、乃命集録古今良方
欲嘉惠遐邇、其仁之充大、又可以勝言哉、臣幼承家學、服膺

有年第以質性愚劣雖苦心極力未能得其要領今祗承睿
命遂忘其鄙陋勉強擇出平日所聞所見及常用有驗之方
去其繁而就其簡分門別類凡十卷名之曰醫方選要庸成
編帙敬陳睿覽然但愧其擇之未當無以上副殿下壽衆之
仁心也他日賜及遠近使人因是疾用是方而儻獲功効之
一二是豈臣之能所致哉寔賴惟殿下之仁有以及之也仁之
澤愈流而愈長天之慶益臻而益熾創祚綿遠與國咸休蓋
將並天地之悠久矣臣草茅賤質臨書不勝惶懼之至謹拜
首稽首上言弘治八年冬十月吉旦良醫副臣周文采再拜
謹書

徐春甫曰、周文采、興府良醫、得内經之要旨、該究諸氏方書、治療盡効、睿宗獻皇帝命選經効奇方、編次成書、共損民瘼、世宗繼念生民疾苦、復梓頒行天下、名醫方選要、

四庫全書提要曰、醫方選要十卷、周文采編、李時珍本草綱目、引作周良采、字之譌也、其里貫未詳、是書乃其爲蜀獻王椿侍醫時、承獻王之命所作、則洪武中人也、每門皆鈔録古方、而各冠以論、嘉靖二十三年、通政使顧可學奏進、詔禮部重録付梓、仍行兩京各省翻刻、前有獻王序、及文采自序、併載禮部尚書費宷題覆疏二篇、蓋亦翻刻本也、

按是書、弘治八年、憲宗第四子興獻王祐杬命良醫周

文采而所編也、獻王及文采序、詳記其年月、提要曰、洪武中蜀獻王椿所命、其失檢之甚、何至于此、

應氏醫刪補醫方選要

十卷

存

王氏鏊本草單方

明志八卷

存

自序曰、予讀大觀本草、見漢晉以來神醫名方、往往具在、間取試之、應手而驗、乃知藥忌群隊、信單方之爲神也、而世不

及見、窮鄉下邑、獨以海上方爲良、不知古方固猶在乎、而散見雜出、倉卒之際、未見檢尋、予在翰林日多暇、手自抄録爲一編、對病檢方、較若畫一、不敢自秘、因梓刻以傳、於乎群隊之愚、非獨醫藥也、用人用兵、蓋莫不然、有能得是方而治之、其可少瘳已乎、弘治丙辰翰林院侍讀學士兼左春坊左諭德王鏊序、

又曰、始余攟摭諸方、未克彙粹、吾弟秉之益加蒐討、許忠甫又細校之、始有端緒、又以近世名醫、如東垣丹溪之論、冠諸篇首、庶覽者曉知病因、隨病用藥、命延喆刻而傳之、

錢謙益曰、王少傅鏊、字濟之、吳縣人、成化十一年進士及第、

目編脩歷官吏部右侍郎正德元年入內閣進户部尚書文淵閣大學士加少傅改武英四年致仕嘉靖初遣行人存問將召用而卒謚文恪

方氏如川重證本草單方

六卷

存

自序曰古稱神農嘗味得藥三百六十五種分上中下三品養性養命攻病各從其類世漸增多著見本經茲不具論如華元化以蒜虀吐蛇盛怒愈疾適品外單行庸非長桑公家秘禁者耶唐代猶尚目爲天寶單方槩宋纂脩本經隱栝百

氏可謂該備金元諸家背經撰論創湯液本草遂與微言脫異禁方迥別矣農皇道篇至是中輟吁此醫藥之大變也故外經亡於漢而望色聞疹之法替佗書焚於魏而抽割湔洗之技衰本草背於胡而處方和濟之道隱謬戾相仍踵羅夭枉作俑流毒者固農皇之罪人蓋日中則仄不私於人者使之然也明興掃清寰宇氣運聿迴方今海內元老頻賡上壽息詢非一昭於國典寧令大和元氣有擁閼不流於是焦大史荐出禁方佐夢園鄭先生濟窮鄉下邑之無從就療者校行意且未慊欲輯本草單方廣設津梁屬余偕鄭克明氏校閱求與古合若從舊刻及續編其諸病候弁以金元時語譬

之太玄系易繇辭其不可也必矣昔人欲刊正周易及諸藥
方先詰祖訥共論祖云辨釋經典縱有異同不足以傷風教
至於湯藥小小之不達便致壽夭所由後人受弊不少何敢輕
以裁斷余鑑此言特搜古論易去方藥叅遵本經庶幾聖哲
靈蹤循轍可訊其諸異宜條載凡例云新都後學方如川撰
鄭澤序曰自高氏之脈訣行而王叔和之脈經不講識者謂
亂人脈者訣也夫周身經絡合周天經度天行萬古無弊則
人精息息相通以手捫手者尚曰或亂之也而況金石草木
飛潛蠕動五方之風土既 三品之貴賤復殊業而考爲僅
一本艸猶將弁髦棄之則源之不窮流於何有夫本草者大

神聖垂世之經。諸賢哲翼聖之業。且然也。又安望所載之單方。人競讀哉。吾里方君士弱以儒貫醫。博綜之餘。窮心本草。舉震澤單方舊本。數理闡精。刊訛正緒。而著就一編。爲若干卷。余得手讀之。較余曩者所集經驗方。奄竊迥別矣。因爲士弱斯編也。天生地養。成性不變。經之謂也。聖作明述。執理不易。方之謂也。是有體之學也。體既備矣。用斯賅矣。藉令察病者影響。按方者仿佛。下主投劑。和害參半。則此方不幾窮乎。顧非窮於方。窮於用耳。余顧用是者。寧以方合病。毋以病合方。藍中出青。習門 功。是又爲有用之學。士弱以爲何如。士弱曰善。請梓行之。俾同志知所用。爲則且與脉經相表裏

曆

矣萬庚戌端陽日黙寶齋居士鄭澤題

王氏論明醫雜著

一卷

存

自序曰予脩本草集要既板行矣或問於予曰子之本草人皆愛之然尚復有他書可行者乎予荅之曰有而未成也予嘗欲著隨證治例使窮鄉下邑無名醫者可按方治病閉户一月纂成五篇後覺漸難下手而止又見諸發熱證多端而而世醫混治悞人遂欲分别諸證萃為一書嘗著論一篇以見大意又嘗欲續丹溪語餘録論等書著得醫論二十條及

補陰枳朮等九方論、皆未及成書、今方奔走仕途、何暇及爲、俟他日退休林下、庶可續成諸書、以行世也、因出示之、或者曰、此雖未成書、然皆切要之論、人所急欲用者、吾聞仁者急於救人、若蚤得一條一論、以開迷悞濟困苦、以甚美矣、何況連篇累牘有如此、而不蚤出示人、乃曰、必俟他日成書、爲無乃珍秘吝惜、恐非仁人之用心耶、予笑曰、豈有是哉、予乃以是責我、請遂出之、遂名曰明醫雜著、鋟梓以傳、尚俟他日續成全書、以畢予志、弘治十五年歲次壬戌夏五月既望、賜進士出身亞中大夫廣東布政司左參政慈谿王綸汝言書、

劉桂曰、凡人血病則當用血病、若氣虛血弱、又當從血虛以

人參補之陽旺則能生陰血也東垣曰血脫益氣古聖人之良法補胃氣以助生發之氣故曰陽生陰長用諸甘劑爲之先務舉世皆以爲補氣殊不知甘能生血此陽生陰長之理也故先理胃氣人之身內以穀氣爲寶近時醫者多執王汝言明醫雜著云陰虛誤服甘溫之劑則病日增服之過多則死由是一切脾胃飲食勞倦之證認爲陰虛惟用四物湯加苦寒之藥吾恐地黃當歸多能戀膈反傷胃氣所謂精氣血氣何由而生血未見生而穀氣先有所損矣昔一士人形肥而色白因見明醫雜著所載補陰丸服之數年形瘦短氣蜀醫韓天爵用辛熱劑決去其滯餘而燥其重陰和平無恙此

則未達方書，而輕率自誤，可不戒哉，

薛氏（己）明醫雜著註

六卷

存

王氏（綸）醫論問荅

一卷

存

沈氏（時譽）醫衡

未見

蘇州府志曰，沈時譽字時正，華亭人，工醫，從吳居桃花塢唐寅，别業切脉若神，投劑輒起，晚年築室山中，著醫衡、病議、治驗諸書。

病議

未見

治驗

未見

亡名氏保生餘録

無卷數

存

按是書分大人科、眼科、口齒咽喉 科、外科、婦人科、小方脈科六門、不析卷數、嘉靖甲申南汀賴恩序、稱古有保生餘録一部、鄞鄉致張君廷韶先君子以菴先生尹齊東時、刻梓印行、以惠人人云、則當時既不詳成于誰手、

傅氏滋醫學集成

明志十二卷

存

徐春甫曰、傅滋字時澤、號瀎川、浙之義烏人、敏穎博學、下問謙恭、醫術甚精、且不自足、活人不伐、著醫學集成、

醫學權輿

四卷

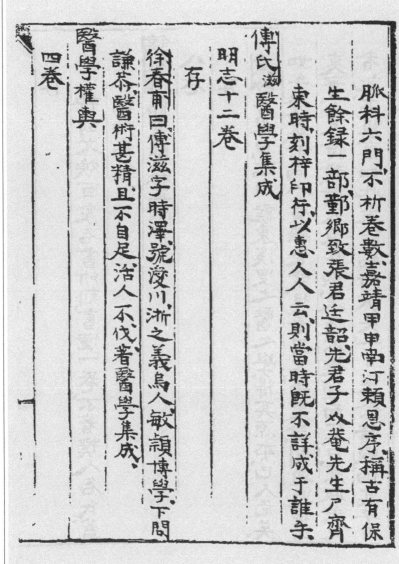

存

按胡文煥百家名書所刻書僅一卷，不著撰人名氏，蓋

係所節鈔。

饒氏鵬節畧醫林正宗

八卷

存

黄玖序畧曰：臨川饒東溪叟之醫之學，得其源委，已入危矣。

如手發蒙。余偶入廣經長樂，徂暑著用其藥果驗，間適遊藥者

爽實，余且待特。時天氣斗熱，東溪不旋踵而至，曰：藥服乎？從

者詑其慎重如此，是能知所敬矣。一日來，余情暇，䄂其平日

手纂仲景東垣等四子醫要一集、請曰、吾每奏効於貴遊家、有此願畀一言、以弁其端、東溪江右人也、久遊廣海、天隆其壽、游久則閱歷熟、壽隆則智慧精、手纂四子之要、可謂得醫學之的者矣、東溪執昔者之敬而不衰、斯可將四子、而有淮陰矣、於乎、主敬一說、所關最大、豈特止於醫哉、功用宏博、實吾儒之家法也、醫於儒有近、可與言、故言之、叟名鵬、字九萬、以醫功冠帶於正德壬申之禩、東溪其別號云、

虞氏摶醫學正傳

明志八卷

存

自序曰夫醫之爲道民命死生所繫其責不爲不重藉或不經儒術業擅偏門懵然不知正道不亦幾於操刃以殺人乎粤自神農嘗百藥製本草軒岐著素問越人作難經皆所以發明天地人身陰陽五行之理卓爲萬世醫家祖不可尚已厥後名醫代作躡聖門而探玄微者未易悉舉又若漢張仲景唐孫思邈金劉守真張子和李東垣輩諸賢繼作皆有著述而神巧之運用有非常人所可及也而其所以辨内外異攻補而互相發明者一皆祖述素難而引伸觸類之耳其授受相承悉自正學中來也吾邑丹溪朱彦修先生初遊許文懿公之門得考亭之餘緒爰自母病刻志於醫求師於武林

羅太無，而得劉張李三家之秘，故其學有源委，術造精微，所著格致餘論、局方發揮等，旁皆所以析衷前哲，尤足以救偏門之藥。偉然百世之宗師也。東陽盧和氏類集丹溪之書爲纂要，俾醫者出入卷舒之便，其用心亦勤矣。愚以觀之，尤未足以盡丹溪之餘緒，然丹溪之書，不過發前人所未發，補前人所未備耳。若不參以諸賢所著，而互合爲一，豈醫道之大成哉？愚承祖父之學，私淑丹溪之遺風，其於素、難，靡不苦志鑽研，然義理玄微，若坐豐蔀，迨閱歷四紀，于茲始知蹊徑。今年七旬有八矣，桑榆景迫，精力日衰。每憾世醫多蹈偏門，而民命之夭於醫者，不少矣。是以不揣荒拙，銳意編集，以成全書，皆根據乎素難，從橫乎諸說，傍通己意，而不鑿以孟浪之空言，總不離乎正學範圍之中，非敢自以爲是，而附會以誤人也。目之曰醫學正傳，將使後學知所適從，而不蹈偏門以殺人，蓋亦端本澄源之意耳。高明之士，幸毋誚焉。旹正德乙亥正月之望，花溪恒德老人虞摶序。

徐春甫曰：虞摶字天民，號恒德老人，浙之義烏人，世業醫。摶幼穎悟，承家傳之學，深究素問，治效益高，晚年八旬，有醫學正傳行世。

四庫全書提要曰：醫學正傳八卷，明虞摶撰。摶字天民，自號花溪恒德老人，義烏人。是書成於正德乙亥，其學以朱震亨爲宗，而參以張機、孫思邈、李杲諸家之說，各選其方之精粹者，次於丹溪要語之後，復爲或問五十條，以申明之。

方脈發蒙

明志六卷

未見

蒼生司命

八卷

存

周氏宏衛生集

醫藏目録四卷

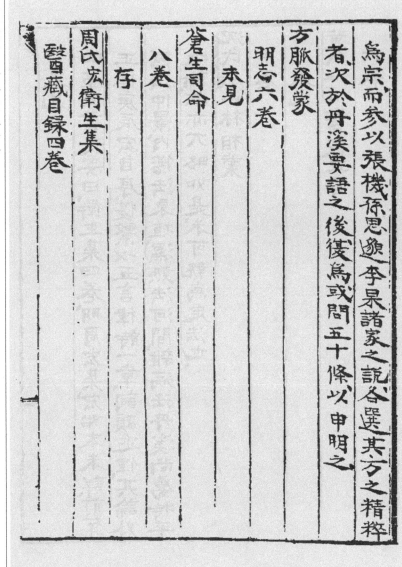

未見

四庫全書提要曰：衛生集四卷，明周宏集。宏始末未詳，前有正德庚辰宏自序，僕繫以五言律詩一章，詞頗近俚，其論外感法仲景，内傷法東垣，濕熱法河間，雜病法丹溪，尚屬持平之論。然亦大略如是，未可執爲定法也。

沈氏綏山林相業

十卷

未見

黄氏壬辰醫家正旨

六卷

未見

按右見于江陰縣志、

醫經正宗

八卷

存

朱氏治病要語

十二卷

未見

曹士珩序曰、余曩聞維藩東壁公所自撰墓誌銘、服其達於生死、賦小詩贊之、比觀辛復元氏所爲公傳、更悉諸懿行、復

元向余言公晚年孳孳於學公之孫誠一奉公命從辛子遊
能妄其貴而篤於道一氣鍾耶庭訓耶俱可窺矣誠一手公
所著治病要語示余以仁義禮智信五字爲基臚列十要而
參以素問本草及諸家方訣爲卷十二蓋壽天下之書也誠
一日吾祖初著此書計卷四十繼減爲二十又繼減爲十二
此亦先世所稱日減而近於放下之指矣世人能捐技倆持
此者亦鮮即此是學即此是道宜其達於生達況以下區區
世味爲能動乎吁嗟睎公者且從生死以下忽動○下有闕 仰節堂集

醫籍考卷五十六

醫籍攷

卷五十七　五十八

方論三十五　三十六

醫籍考卷五十七

東都　丹波元胤紹翁　編

方論三十五

世宗易簡方

明史一卷

未見

韓氏懋醫通

醫藏目録二卷

存

自序曰醫通草成幾欲焚去今年家兄命謂先君序集有効

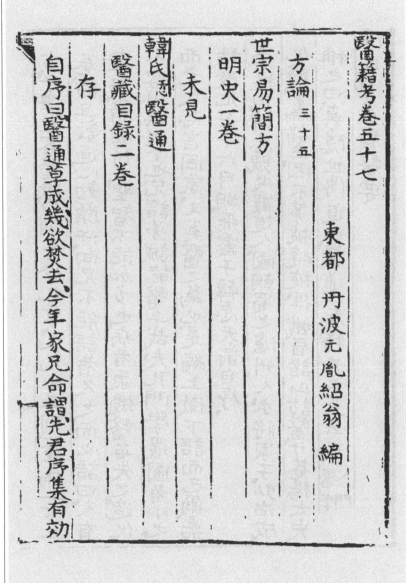

方手澤豈容弗傳乃補葺分九章凡九十五則釐爲上下二卷讀且數過心動顏汗向兄不能語者久之而必語曰人有定壽醫善折之聖智不能加多也病者氣機醫毋失之造化不容以無鎧也兄謂弟誠能醫乎哉夫孔門學農圃者小之而老氏忘言周家又奚醫之爲也是編上徹下語而已爾嘉靖改元壬午六月朔飛霞子韓悉天爵自序

李梴曰韓悉號飛霞道人國朝蜀之瀘州人本將家子弘治成化時少爲諸生因不第褫縫掖往峨眉諸山訪醫升菴楊太史稱之曰眞隱世傳道也醫通二卷特其上首云耳（醫學入門）

陳氏諫 蓋齋醫要

明志十五卷

存

韓齋序畧曰，陳氏故業醫，在宋高宗時，以醫獲効，有宫扇之賜，後敕易之以木，杭人以木扇陳呼之，蓋齋名諫，字直之，蓋世於醫者也，醫要之傳，觀者當自得之。

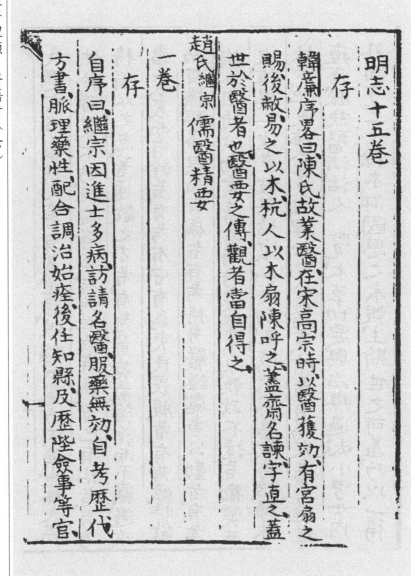

趙氏繼宗儒醫精要

一卷

存

自序曰，繼宗因進士多病，訪請名醫，服藥無効，自考歷代方書，脉理藥性，配合調治，始痊，後任知縣，及歷陞僉事等官，凡遇官僚軍民人等有患、證諸、俱繼宗處方用藥、並無失誤、然於職業不妨、撫按等官、有考涖政有爲守己有玷者、有考持狷介之志、著通敏之才者、有考負英氣落落而不羈、遇政事袞袞而有幹者、有考有守有爲吏民畏服者、有考賦性敏而有識、臨事果而有爲者、有考持身嚴謹、處事公勤者、有考狷介自持、公勤素著者、有考處繁不亂、執政不撓者、勸獎五次、旌異一次、豈被無情懷私妄劾、又被欺公隱蔽考語、歸休林下、絕足跡於官府、肆心力於醫書、所著有傷寒、傷暑、雜症、痘疹、脈訣、醫法、活人　覽本草切要、與治療過大小男女內外諸方、二十餘本、仰國恩之未報、生斯世之可羞、乃以一得之愚，冒竊比芹曝之獻，尤恐浩繁有瀆聖覽，略舉諸證精要，共三十三篇，録爲一帙，欲以保聖壽於無疆，竭消埃於萬一。具本封進。縉紳之在朝者，咸曰俁至　理，發前人之所未發，蒙聖旨書，送太醫院禮部知道，咸恩自天，報德無地。及恐四方之有病者，去聖逾遠，私智愈多，誤人命脈，體皇上惠民好生之心，倩工刻梓，以廣其傳。如有病而得痊者，皆皇上之所賜也，繼宗無與焉。嘉靖七年戊子六月既望，賜進士廣東僉事休致慈谿趙繼宗序。

劉桂曰：夫人之一身，陰常不足而陽常有餘，故丹溪諄諄勉人養於陰以配陽，實非欲補陰以勝陽也。余近見趙繼儒醫精要一書，駁丹溪專欲補陰以並陽，是謂逆陰陽之常經，決無補陰之理二辯王叔和命門屬火之誤三辯張仲景傷寒無汗吐下法四辯張潔古無中暑中熱之分五辯中風無火氣濕三者之論六辯十二經之脈差謬趙以偏執己見妄立邪說以欺人乖悖經旨得罪於名教多矣噫仲景叔和醫之聖也百世之師也繼宗何人而敢輕議如此多見其不知量也續醫說

盛氏端明程齋醫抄

一百四十卷

未見

程齋醫抄撮要

醫藏目錄五卷

存

自序曰予纂醫抄一百四十卷首以內經素問脈經諸書爲經集歷代名醫所論著分門爲治法諸方餘三十年間宦轍南北所至攜以自隨每遇有奇方秘法輒編入于各門第簡帙繁多不能抄寫偶鄉友滕子安氏一見喜而欲壽諸梓以傳亦患力有弗及遣其子大學生克誠來請欲予撮其要者錄之予於醫書所自得者皆非方法所傳欲撮其要亦難也乃以近驗者付之亦曰撮要云者因其請耳非謂醫抄中所集者其要止此也欲知醫者必得醫抄全書而詳習之厥術始妙此特其千百中之一二云耳但窮鄉僻壤中得此亦可

以療疾也。滕氏刻書之功，豈可泯哉。故序之以貽得此書者，

俾知所自云。時嘉靖癸巳夏四月朔，玉華山人盛端明書。

徐春甫曰：玉華子姓盛，名端明，潮陽人。登弘治壬戌進士，性

好醫方，有求療不分貴賤，即與藥。官至禮部尚書。有《醫抄百

四十卷》，并《撮要》等書。

王氏世相《醫開》

七卷

未見

《四庫全書提要》曰：《醫開》七卷，明王世相撰。世相字季𤩪，號清

溪，蒲州人，呂柟之門人也。官延川縣知縣。是書凡二十四類，

首載或問數條，謂醫學至丹溪而集大成，蓋亦主滋陰降火
之說者。

徐氏子宇致知樞要

明志九卷

未見

俞氏弁脈證方要

醫藏目録十二卷

未見

何氏瑭醫學管見

一卷

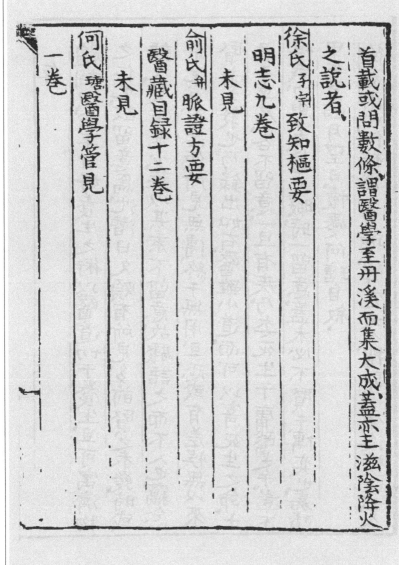

存

題詞曰余平日好養生之術以醫道切于養生且可寓濟物之仁也故留意焉沈潛日久頗有所見多前賢之未發時或語人契者甚少益以其素不留意故驟語之而不入也竊念余老矣不忍使所見無傳終于無用且恐或有差悞無以來賢者之教也乃録出如右醫雖小道而可以寄死生之命士君子平居畧不留意一旦有疾乃委死生于庸醫之手豈不悞哉力學應事之暇時一留意蓋未必不賢于博奕也嘉靖甲午夏四月望日懷慶何瑭自叙

徐春甫曰何栢齋名瑭學究天人擢弘治庚海榜進士入

翰林歷陞都御史守身之潔一介不取蹈道之堅終日不待性天悃愊了無外慕方書調攝尤究心焉蓋以醫道切於養生且可寓濟物之仁也遂燭精微發前聖之未發闢後學之睔盲觀其著傷寒三陽欬嗽相火等論可知矣嘗謂士君子平居略不留意于醫一旦有疾乃委死于庸醫之手豈不誤哉其集曰栢齋三書

四庫全書提要曰醫學管見一卷明何瑭撰瑭號栢齋懷慶人宏治壬戌進士官至南京右副都御史謚文定事蹟具明史儒林傳是書凡二十二篇自記謂因讀素問及玉機微義二書而作其說皆主於大補大攻非中和之道其第十九篇

論久病元氣太虚病氣太盛當以毒藥攻之尤不可訓其論金石藥一條則名言也

葉氏（文齡）醫學統旨

醫藏目録八卷

存

題辭曰醫仁術也愛之道也先王之教主於仁而其愛溥也是故察脉醫之本也視證醫之則也調藥醫之用也立方醫之信也立方何以爲信曰方有徵則信信則斯傳傳則用斯行行則則斯章章則本斯立則愛人之心無窮庶幾成仁術矣乎文齡二十年來蓋嘗用力於此而求仁未能也嗟夫不

精於藝而但有愛心者是謂徒善能用其術而不根於愛者是謂無本根於愛而無所傳者是猶無術徒善不能行無本不能立無傳不能廣予懼夫人之病夫仁也是醫學統旨之所以作也是書也爰輯舊聞參之新得俾異同歸一繁簡合中同志者肯究心焉則審脈察證處方辯藥或不無少助文齡不佞抑求正於仁人爾嘉靖甲午長至日武林石峰子識

鄢理序畧曰葉氏故儒生已去學軒岐家言用薦入御藥坊事敬皇帝再進祿秩當國工稱蓋非徒言之者

仁和縣志曰葉文齡字德徵幼業儒不遂去學醫禮部屢試優等例授冠帶供職於聖濟殿陞太醫院吏目甲午召診保

和有功、陞御醫、忽被宣召、御書忠愛額於堂、庚子再召陞院
判、後因母老乞終養、遂致仕、所著有醫學統旨、行於世

汪氏機醫學原理

醫藏目録十三卷

存

自序曰、余幼習舉子業、寄名邑庠、後棄儒業醫、越三十年、得
以醫道鳴世、編訂素問鈔、本草會編、運氣易覽、外科理例、痘
治理辨、針灸問答、推求師意、脈訣刋誤、傷寒選録等書、並諸
從遊者、協力鋟梓、以廣其傳、毋病前書文理淺漫、患吾子孫
有志于是者、非二十年之功、弗能究竟其理、因而挫沮者有

之于是復作是書、首以經絡穴法列于前、繼以六淫之邪、與夫氣血之病、次以內傷諸證、婦人幼科終焉、凡十三卷、命曰醫學原理、其中所論病機藥性、悉本內經本草、治方脈法、皆據名醫格言、朝究暮繹、廢寢忘飧、經歷八春、而始克就、惟欲吾之後人、樂守是道、以承吾志、觀病機、即知病源之始終、闡脈法、即知病證之生死、讀方旨、即知立方之主意、各條端緒、煥然于心、庶不負吾生平之所好也、果若吾言、則是集匪爲虛文、可以事親、可以養身、可以活人、其爲利也、實溥矣、又何羨乎良金腴產之是遺、以損其志、而益其過耶、

石山醫案

醫藏目録三卷

存

程曾序畧曰：吾郡祁之汪石山，儒醫也。於素問則有補註，本草則有類鈔，脉胗有論著，運氣則有提綱，外科及針灸等書則又俱有纂述，蓋集古今諸名家之所長而爲一大成也乎。其從事于醫殆四十餘載，凡病家之求治者，因脉製方，隨投輙效。從遊之士得於目擊者，即手録之以爲成法。其邑西石墅陳桷氏，實石山高弟，以其所録者，分爲三卷，名曰石山醫案，刻之梓以傳，請予終老禮序之。夫病之見治於石山也，如饑者得食而充，渴者得飲而解，溺者得援之而登顛危者得扶持之而安，蓋醫之王道也。使同生朱、滑之時，其抱負設施，與之同驅並駕，未可必其或後先也。後人視此，不亦猶法家之有斷藥也哉？引伸觸類，延惠無窮，其爲慈孝之助多矣。石山之傳，撰于鏡山，其未及載者，賴此以傳，豈非後人之幸歟？石山名機，字省之，石山其號也。

四庫全書提要曰：石山醫案三卷，明陳桷編。桷字惟宣，祁門人，學醫於同邑汪機，因取機諸弟子所記機治療效驗，裒爲一集。每卷之中，略分門類爲次。自宋金以來，太平惠民和劑局方行於南，河間原病式、宣明論方行於北。局方多溫燥之藥，河間主瀉火之說，其流弊亦適相等。元朱震亨始矯局方之偏通河間之變而補陰之説出焉機所校推求師意一書實由戴原禮以溯震亨故其持論多主丹溪之法然王氏明醫雜著株守丹溪至於過用寒苦機復爲論以辨之其文今附醫案之末則機亦因證處方非拘泥一格者矣其隨試輒效因有由也舊有機門人陳鑰所作病用參耆論又有機所作其父行狀及李汛所作機小傳今亦併録之備參考焉

醫讀

七卷

存

繆氏坤方脈統宗

未見

江陰縣志曰、繆坤字子厚、七世以醫傳、坤名更著、性行淳篤、自當脈辨方之外、端居讀書、不交塵事、嘉靖間、帥府檄至行間療疫全活甚多、檕以冠帶、非其好也、著方脈統宗行世、鄉飲十七次、壽九十、自爲文誌其墓、

高氏士志齋醫論

二卷

未見

四庫全書提要曰、志齋醫論二卷、明高士撰、士字志齋、鄞縣人、是書作於嘉靖中、上卷專論痘疹、下卷雜論陰陽六氣血

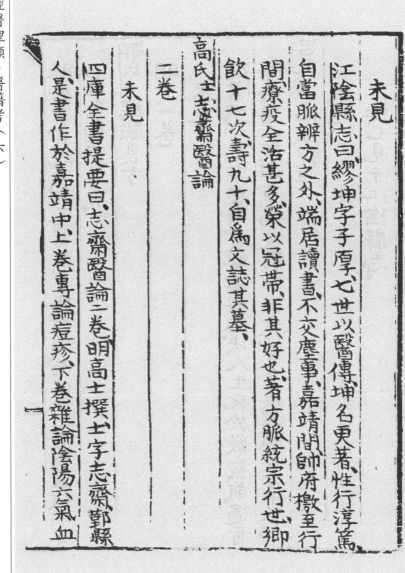

脈虛實、其說云今之醫者、多非丹溪、而偏門方書盛行、則亦
以朱氏爲宗者矣、

鄧氏福經驗良方

明史一卷

未見

閩書曰、鄧福字曾濟、業醫、善察脈、决人生死於數載前、遇奇
癥化醫不能治者、福投數劑輒愈、嘗手集經驗良方十卷、

呂氏夔治法提要

未見

按右見于江陰縣志、

張氏世華醫家名言

未見

宗臣太醫院院判思惠張君墓誌銘畧曰嘉靖二十九年八月十一日封太醫院院判思惠張公卒按狀公諱世華字君美思惠其別號也生而聰敏超特自少銳志于儒涉獵經史通其大義旣而怙恃蚤失家道中衰乃慨然曰心存愛物醫儒一道也復修世業遂能盡盧扁之術所試輙有奇効名籍籍聞三吳時負病及門求療者如市正德間吳大疫公移藥囊于道斷隨請而應全活數十人吳有富室子病痿三年諸醫束手不治公曰此病在瘍也急以五毒之劑攻之即起矣

已而果然、其人酬之百金、公笑而却之、吾何利哉、始驗所見耳、他如此類者、不可殫述、著醫家名言若干卷、將傳于世云

宗子相集

陶氏浩藥案

未見

徐春甫曰、陶浩字巨源、太倉人、以儒攻醫、數起奇證、有藥案藏于家、

方氏廣脉藥證治

未見

汪氏宦醫學質疑

未見

證治要畧

未見

桉右三書見于古今醫統、

吳氏旻扶壽精方

醫藏目録二卷

存

桉萬曆丁亥王氏所刻書三卷、題曰續扶壽精方、卷首有養真篇、男女篇、飲食篇、事親篇、四道及湯膏粥酒等三十二首、其他諸方、與是書不有異者、

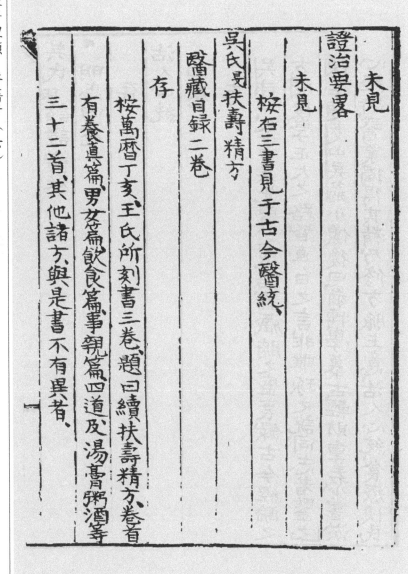

吳氏球諸證辯疑

明志四卷

存

活人心統

四卷

存

吳球曰此書集先賢之成語論藏腑之盛衰録古今經驗之方開後學正大之路皆直白之言非雕琢之說同志者鑒之

陳華題茭山吳翁小像後曰翁博學慕古輕財重義少嘗淤心經術醫業獨得其精乃修方脈主意活人心統食療便民

諸症辨疑等書、一十六卷、感鉅卿慎齋胡公發明、雲東龍公
岱野張公、邑侯赤山鄭公、校證繡梓、得成全集、眞醫學之指
南也、

方脈主意
未見

楊氏起經驗奇效單方
二卷
存

孫氏應奎醫家必用
一卷

存

徐春甫曰、孫東穀名應奎、號東穀、洛陽人、登正德辛巳進士、好醫方、以活人爲心、有疾者不限高卑、即與方藥、官至户部尚書、著有醫家大法大旨、必用等書、若干卷、

醫家必用類選

四卷

存

按先子曰、嘉靖辛丑春、東穀已著醫家必用、後十二年更分門類方、有所增添、名曰醫家必用類選、其序則與原書同、故題曰復書、

俞氏橋醫學大原

未見

海寧縣志曰、俞橋少業儒、究心理學、兼精岐黃術、嘉靖中、以名醫被徵、累官大醫院判、橋於方書無所不晰、更博詢名家、得河間潔古東垣未刻諸稿、及古今秘方、斟酌損益之、以治病無不奇驗、居京師、恥事權貴、而貧家延之、必盡心療治、以故名愈藉藉、而醫日窘、士大夫雅重之、著醫學大原一書、蒐輯樞素以下諸家有關證脈者、次以賦括、令業醫之士、診脈制方、有所考證焉、

李氏彙醫略正誤

三卷

存

聶璜跋曰、余內婣石泉醫略正誤就梓、方伯東谷叙弁其端、推衍引觸遠大、不泥盡之矣、迺謬屬諸叙末、余又何言哉、因次第其心學淵源、以備觀覽之目、石泉自少入郡膠、殫力學易、出入諸子史百家、坐是遘疾、奉厥甫東郊翁命就醫、時東陽盧觳庵以茲術鳴寧藩、禮致在館、一見石泉、竒其神異、遂傾心焉、未踰年疾瘳、盡得其肯綮妙辭、歸、觳庵歎曰、吾業有傳、吾可以休竟、請去、得脫黨禍、人咸喜觳庵先幾、石泉得師、自是本業優研、極素難諸書、有心得處、筆之、見偏門病病者失處筆之與己之應病候寒暑按經絡驗處又筆之參訂指摘診脈之誤積撰成書分條別方題曰醫略正誤識者宗之每暇坐小樓輒取古詩畫玩適興到模倣揮灑體格成家題品景象韻格高古縉紳士謂其詩中有畫畫中有詩得之如獲拱璧匪獨醫之可稱然其化于今充選貢致用東谷曰予是之編可傳製序以贊其成刻予閱之嘆曰石泉是編信諸父兄師友信諸古而無誤於己者不亦可信諸人而無誤天下者乎視專門秘方者不侔行將徵諸內院使司局者果能如東谷所謂變而通之毋忌與執未必不為諸偏門斷案也

顧氏（儒）簡明醫要

醫藏目録五卷

存

自序畧曰儒因先君多病久病成醫得延壽考乃示余曰事親者不可不知醫汝能攻之非惟濟世亦可養生古良醫良相並馳於窮達之間苟有益於生民則相業不見其多而醫道不見其少汝姑勉之余拜敬諾即棄儒就醫師浙東之異人訪梁溪之高士無憚晝夜力學有年凡遇病付藥苦心力索務求效驗果幸地方得以少濟而妻子亦籍以温飽由先君之遺教也今老矣有子别攻舉業憫後無傳且慮吾之子孫後或疾痛假手庸醫無能治療欲存管見自備檢閲又慮

夫先賢立論著方之浩繁搜索不便故撰擇已經效驗平常方藥手錄成帙分門論病分病定方一閱可得其難制之方不錄怪異之藥不取豈不簡且明哉名曰簡明醫要蓋皆聖賢之遺旨非敢隙光自耀擅措一辭也識者幸相與訂正之

歲在乙巳仲夏錄成昔年七十有三

江陰縣志曰顧儒字成憲少業儒因侍父疾久遂通醫投劑無不立效病家嘗夢其祖先告以疾非顧翁弗療遠近爭延貧者往往予之藥復佐之薪米著簡明醫要五卷年八十終

簡明醫要補遺

一卷

存

郭氏醫方集略

七卷

存

跋曰余聞於節宣日抱宿痾往爲刑吏讞獄江左務殷損神事竣返泗河之墟病益棘衆委之不可起賴歸德閔守材醫視全活迨今德之北上猶羸瘠不堪事事遂引疾乞歸静藏自廣迺得欽情於醫遂蒐古方摸序協則辨物分類雖掇其要而未盡也病小愈銓補地曹政暇延致名術探索玄奥時江左俞氏橋夏津王氏東陽維楊胡氏鐸金華邵氏秦京師

朱氏禄皆工於方技爲衆所重、因各出醫案及秘方、相與參究品評、積歲成帙、復取舊集一代益之、名曰醫方集略。乙巳居内憂、邑侯海洲楊公閲而珍之、忻欲就梓、復錫誨言、以弁簡端、此其澤人利物、因仁者之用情也、噫余寡昧、述群見以俟自調歇、謂必傳、而斟裁劑量、亦惟執方而舊者、有以變通之耳、若夫妙參兩之用、順性命之理、弛張損益、不泥軒岐、而超悟筌蹄、顯俟醫國宗工、嗣有以闡我、嘉靖乙巳孟夏望日、丹泉郭鑒書、

程氏（伊）釋方

醫藏目録四卷

存

自序曰釋方者何釋醫方之名也方何以釋曰可以言傳者藥之名也可以意得者方之義也得名失義不得而用矣方之用也妙名義而通之者也弗通則泥泥則偏非唯病已適以誤人是故方之釋也不容已也夫農經昭示某法遠垂七方十劑之制金匱千金之書雜而引之方亦衆矣博觀遐覽豈難知哉然或作聰明以加減矜智巧而改釋方與病遺（音注）名同意舛作者之意不亦遠乎余少涉醫流畧知大旨深懼肆業之士童而習之莫得其肯綮也迺取方訓義集藥爲歌方名八百歌稱是爲上稽聖經下逮張李旁證諸子附以管窺

雖童穉之階梯亦先哲之明鑑也若乃分部察候辨聲視色審盈虛以制變達消息而攻療則心手之妙固用意之自得非傳方之家所得悉而泥之者矣昔嘉靖丁未四月朔新安巖鎮月溪程伊識

序曰余嘗讀本草見古昔先民但云某藥主某病某事有某功或云某藥合某藥治某病爲良後人加之以君臣佐使之別製煉炮炙之宜而方名之未立也蓋自穴俞鍼石之法罕傳而判腸割臆刮骨續筋之法廢矣於是乃 湯液酒丸粒而用之若扁鵲之傳所載有所謂苦參湯半夏丸之類而方已著矣至漢張仲景一書極爲衆方之祖然其所云桂

枝湯麻黄湯芍藥甘草湯則直以藥味名之樸而不文猶有
上古　皇之遺意其曰真武湯者言北方之水也而青龍白
虎其義皆然標表既明治法與在固無事乎遠求而亦何事
乎解釋也晉代以來其術漸廣良醫如張苗宫泰李子豫輩
以及張茂先皇甫士安葛稚川陶弘景諸名士並研精斯術
未有所撰惟范汪方百餘卷則其最多者也世代日降道術
日非其淺見薄聞者深求隱晦鏤爲巧似以聾瞽人之耳目
而不自知其卑僞可厭妄誕可恥也於是亦　鑿而人及
有不能　者矣每見世之醫工往往以相難捕風捉影如
良可嗤笑新安程宗衡乃悉取諸方字爲之解集諸

藥品而爲之類，名義昭然，如指諸掌，使世之用藥者，循名以究其義，因末以求其本，其於藥術，定無所得益也哉。夫宗衡之爲此釋，深探力索，旁引曲證，可謂精確，然其李意不爲初學發蒙，世人解惑耳，於大道玄通，博物洽聞者，則固無持於是也。宗衡名伊，字宗衡，新安巖鎮人，家世習醫，而驚人能涉獵書史，通大義，初學舉子業，少孤，弗能就，乃學醫云。

彭氏（用光）體仁彙編

醫藏目録六卷

存

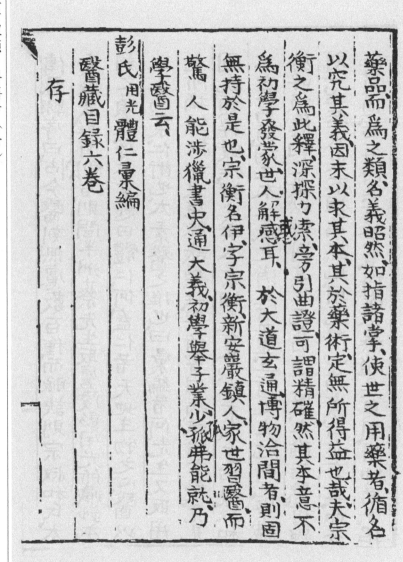

傳鳳翔序曰古今醫刻無慮數百種而脉訣則宗叔和氏太素脉訣鮮有覩者則閩半洲蔡先生取廬陵彭用光所藏鈔本刻之嶺表序太素題曰體仁何蓋仁者天地生物之心醫以生人爲業仁術也太素醫之推也曰彙編者何先生又取用光所摘録叔和東垣脉訣藥性與所嘗治病試驗方藥竟見圖説類粹録梓謂其與太素相表裏也太素不言治療叔和不言窮通均之本二氣之消息盈虚五行之生尅制化察識於呼吸隱約之微以辨别其生死窮通之數立論若殊指歸則一非若水火不相爲謀也用光潛心諸家云亦有年而參伍貫通若有得其肯綮者博遊於燕趙吴興閒縉紳君子招

延診治輙奏厥功咸稱慕之先生併刻其所輯序而傳焉蓋嘗有所試亦示人以全體仁道之微意也慨夫一𡶶領之隔書郢不至頃得之吳默泉方伯閱其中字有脫誤仍付用光正之用光復檢所遺漏方說并取同縣趙銓太素鈔增入若干條銓固精太素有名者茲編睎舊本頗爲明備雖非全書亦醫之要領也

簡易普濟良方

醫藏目錄六卷

未見

趙氏銓石亭醫案

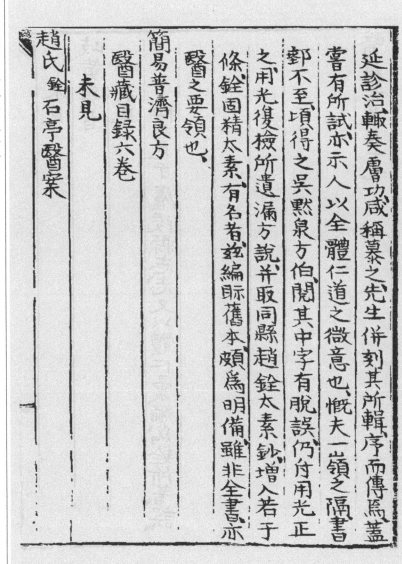

未見

岐黄輿旨

未見

按右見于廬陵縣志志又以體仁彙編爲銓所著誤

醫籍考卷五十七

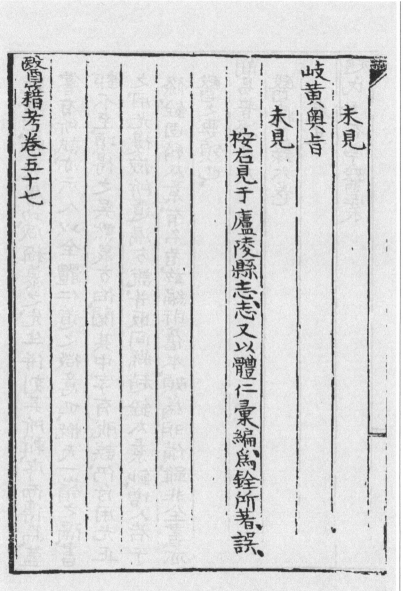

醫籍考卷五十八

東都　丹波元胤紹翁　編

方論三十六

張氏時徹攝生衆妙方

醫藏目録十一卷

存

自序曰夫内經靈樞言攝生之旨甚詳然編簡斷蝕傳聞莫正其訛衍譯精微醫士徒剽其緒流播益遐謬本劫矣春秋以來乃有越人陽慶淳于意之徒潛授禁方隱垣知物施諸治療咸稱神明而術數奇咳罔所傳布其後乃有華陀益用

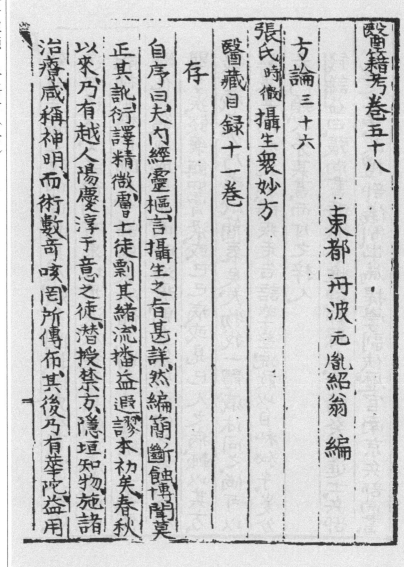

刳腹洗腸之技而遭匪其人殞身圜棘獄吏却書引火就燎
迄無遺焉又其後乃有東垣丹溪未覩堂奧頗泝流委匪曰
能神亦稱良師矣今諸醫家所循習則多其銓綜之方也然
變化無窮裁成互異因時治療則豈無引而伸之者乎余少
嬰多疾餤藥餌如膏粱或已已病或見已人之病輒以其方
録而藏之久乃遂成簡帙矣夫物我一體戚休同之倘可以
解患苦而養元和將疾走告語孳孳况敢以自私秘乎爰分
表門類次第其書而付之梓人

錢謙益曰張尚書時徹字惟靜鄞縣人嘉靖癸未進士兵部
武選主事改禮部儀制出爲提學副使歷官南京兵部尚書

以日本入犯勒歸有芝園集五十六卷列朝集

四庫全書提要曰攝生衆妙方十一卷明張時徹編時徹字維靜鄞縣人嘉靖癸未進士官至南京兵部尚書事蹟附見明史張邦奇傳是編分四十七門標目繁碎自序云每見愈病之方輒錄而藏之蓋隨時鈔集而成未爲賅備

急救良方

醫藏目錄二卷

存

自序畧曰嘗得急救方一本每携以自隨或以自治或以治人率多徵應間有新得輒從其類附益之其謬舛無驗者刪

黜之遂付梓人刻焉

四庫全書提要曰急救良方二卷明張時徹撰分三十九門專爲荒村僻壤之中不諳醫術者而設故藥取易求方皆簡易不甚推究脈理也

江氏瓘名醫類案

國史經籍志十二卷

存

自序曰予讀褚氏遺書有曰博涉知病多診識脈屢用達藥嘗撫卷以爲名言山居僻處博歷何由於是廣輯古今名醫治法奇驗之迹類摘門分世採人列爲書曰名醫類案是亦

褚氏博歷之意也自夫三墳墜而九丘湮方書繁而經論廢或指素難以語人鮮不以為迂者醫之術日益濫觴通經學古世不多見昔鄭公孫僑聘於晉適晉侯有疾卜云實沈臺駘為祟史莫之知乃問於僑僑具述高辛玄冥之遺參汾主封之故四時節宜之道通國驚異以僑為博物君子太史公作史記傳淳于意備書其治病死生主名病狀診候方脈詳悉弗遺蓋將以析同異極變化求合神聖之道以立權度於萬世軒岐俞扁之書匪直為虛詖已也今予斯編雖未敢潛擬先哲然宣明往範昭示來學既不詭於聖經復易通乎時俗指迷廣見或庶幾焉耳學者譬之由規矩以求班因彀以

求翠引而伸之遡流窮源推常將不可勝用矣書凡十二卷爲門一百八十有奇間附説於其下云

江應宿序畧曰先君子清脩力學不偶於時抱痾攻醫數起人危疾未嘗以醫名家藏禁方及諸子列傳無慮百數十種披閲適竅手録以備遺忘積二十年所遂成是書分門析類爲卷十二爲條二百有奇草創未就遽爾見背應宿不肖髫齔多病趨庭問難頗契其旨弱冠奉方伯叔父之滇南尋遊吳越齊楚燕趙間博採往哲奇驗之跡載還山中懼先集未梓久而散逸因取遺稿編次補遺亦越歲十九凡五易抄更與伯兄參互考訂勒成全書云

錢謙益曰，江秀才瓘字廷瑩，歙人。王寅曰，廷瑩早歲明經，本爲用世之具，抱痾廢棄，放情於詩，凡邉有論，遏羅有書，猶未忘用世之志。

杭世駿序曰，內經以五運六氣三部九候，原生人之疾病，診有一定之法，刺有一定之鍼，此所謂案也。雷公年幼小，別而不能明，明而不能彰，陰陽二十五人，先師之秘，伯高不能盡知，天地動靜，五行遷復，思更區上便不能徧明，通陰陽，推四時，握五紀，藏其言於金匱，書其對於玉版，隆以天師之號，而無所讓，岐伯一人而已。岐伯千言萬語，汗漫極於六合，曰無盛盛無虛虛，約以二言，此靈素之總龜也，經所謂實者瀉之，虛者補之此二語之註脚也是之謂其言也立言立而案存後雖有良醫不能易所謂南山可移此案不可動也秦越人張仲景皇甫謐楊上善遵其源而益顯張潔古劉河間王海藏李東垣暢其流而大明末流稍分人自爲師家自爲學能殺生人而不能起死人黄帝告雷公以十全周禮醫師亦言十全爲上靈樞言上工十全其九中工十全其七下工十全其六岐伯言上工救病於萌芽下工救其已成救其已敗彼所謂中工皆今之上工也周禮十失四爲下在今猶爲中工中工之所不失者亦幸得之案不足録上工之案則其可存者也明嘉靖時休寧江秀才瓘嘗取歷代名醫之已驗者輯

爲類案予應手曆宿足成之吾觀太史公之傳淳于意則意之醫案也陳壽之傳華佗則佗之醫案也李延壽之傳徐文伯則文伯之醫也後史以醫爲小道傳方術者略而不書而案之存於史者益寡諸醫之良者自得其術偉而不終至於泯没江氏輯而存之意良善也書久殘失而字句訛謬吾友魏玉横氏精於醫術能窮其源附以己見而論議不至混淆鮑以文氏博於考索能知其攷刋其訛字而湯齊不致貽誤過而請序余不知醫之術而能深見其理是書也出醫學入門之階梯也虚衷玩索由病以求其源而軒岐不難羹墻遇之吾所告於世醫者有三一曰審脉自僞王叔和之脉訣行

左爲人迎，右爲氣口，庸醫奉爲科律，二語不知其何本也。六節藏家云：人迎陽脉，氣口陰脉，可言陰陽，不可言左右也。人迎在結喉之左右，氣口即寸口，亦曰脉口，爲諸脉之總彙，在手魚際之後一寸。人迎有左右，氣口亦有左右，明乎人迎氣口，則知四經十二從，以通于十二原，以貫于三百六十五氣穴，三百六十五絡，所謂鉤毛弦石溜，與夫春弦夏鉤秋浮冬營者，洞若觀火矣。今之醫不知脉，一曰辨藥。神農以赭鞭鞭草木，一日而遇七十毒，以身試而著本草經，辨藥之性也。必深明於温凉平毒之性，而後得君臣佐使之用，固也。然陰中有陽，陽中有陰，石藥發癲，芳草發狂，辨之不易明，知之亦不易悉苟非陶弘景陳藏器其人未有不誤用者而今之醫不知藥知脈矣知藥矣吾又益之以一言曰慎思語曰醫者意也黄帝有問岐伯卽知其人之病之由雷公有問黄帝卽知其人之病之由以意決之也此卽黄帝岐伯之醫案也若其病不應脈當思其病脈不應病當思其脈藥不應病當思其藥三者相參思之思之其有不合者寡矣醫之有案蓋未有出此三者遵其道而用之人人皆可以爲良醫人人皆可以立案大和保合使斯人各得盡其天年而不夭折於庸妄人之手以文氏重刊之功豈不偉哉余固不憚嘵嘵以辨以文氏曰子之辨予知之而不能脫諸口也盡書書之遂書

之以爲序。道古堂集

四庫全書提要曰：名醫類案十二卷，明江瓘編，其子應宿增補。瓘字民瑩，歙縣諸生，因病棄而學醫，應宿遂世其業。其書成於嘉靖己酉，所採治驗，自史記、三國志所載秦越人、淳于意、華佗諸人，迄元明諸名醫，搨摭殆徧，分二百五門，各評其其病情方藥。瓘所遺事評論者，亦夾註於下。如傷寒門中許叔微治秘結而汗出一案，衆醫謂陽明自汗，津液已漏，法當用蜜兌，而叔微用大柴胡湯取效。瓘則謂終以蜜兌爲穩。又如轉胞門中，朱震亨治胎壓膀胱一案，猶令產媪托起其胎，瓘則謂無此治法。其言不確，凡斯之類，亦多所駁正，發明頗爲精當。第尸厥門中附載鍼驗，引及陰陽雜俎所載高句驪人，言髮中虱事，與治病毫無所涉。難產門中引焦氏類林載于法開令孕婦食肥羊十餘臠，鍼之即下事，即不明食羊何義。又不明所鍼何穴，亦徒廣異聞，無裨醫療，皆未免鶩博嗜奇。然可爲法式者，固十之八九，亦醫家之法律矣。瓘初成是編，未及刊刻，瓘歿之後，應宿又以瓘之醫案分類附之。而應宿醫案亦附焉。歲久版刓，近時歙縣鮑廷博又爲重刊。其中間附考證，稱琇案者，乃魏之琇所加也。之琇字玉橫，錢塘人也。

魏氏之琇續（志續）名醫類案

六十卷

未見

杭世駿序曰黄帝言不能起死人而不殺生人扁鵲述其言是病已成雖黄扁不能使之生明矣其有本無病或小有病而誤鍼之誤藥之以至於不可救則粗工之罪也然而病者之妻子父母轉諉之命與數而粗工嘵嘵自解且以為吾嘗盡心於是而不謂其人之不克承也天下如此其大歲月如此其悠且久粗工徧滿宇宙如此其衆計其一日之中方心毒手所斬刈戕賊者各列其姓氏各存其醫案益較之讞獄决囚之册或相什佰或相千萬而不可底止幸矣其各相抵

諱閟默而不以告人，故其案如飄風陰火，隨時滅沒，而世莫知也。一二上工診脈審運，鍼當處方，慎又遇其人之福厚而算長者，會逢其適而痊者之起，於是乎喜談而樂道之，或以爲得効，或以爲經驗，筆之爲書，而立之爲案，自宋迄今凡幾百家，傳其術者，寶其方，神其術，鰓鰓焉轉相告語，隨隨然帖耳而聽受。杭子曰：嘻，甚矣，其沾沾自喜也。以陰陽而論，人有二十五生，是人即有是病，有是病即有是醫，醫者知其人，知其時，知其脉，因勢而利導之，黄帝扁鵲去人不遠也。不讀黄帝扁鵲之書，而欲試黄帝扁鵲之術，死者不能使之生，而生者即可致之死。語云，學醫人費，人之類多至二十有五，而醫之殺人則一曰不學而已學之通何從則讀黃帝扁鵲之書而已黃帝存乎曰死矣扁鵲存乎曰死矣類案具在發明其書之旨也類案傳雖謂黃帝扁鵲至今不死可也篁南江氏彙集前哲之案而刋之吾友魏玉橫氏又從而廣之粗工觀之則以爲已陳之芻狗而杭子觀之則醫家之蒙求何也玉橫氏能讀黃帝扁鵲之書者也合土則必有其范伐柯者必有其則以是爲學醫者之范與則而思過半矣醫案云乎哉 道古堂集

四庫全書提要曰續名醫類案六十卷國朝魏之琇撰之琇既校刋江瓘名醫類案病其尚有未備因續撰此編雜取近

代醫書及史傳地誌文集說部之類分門排纂大抵明以來事爲多而古事爲瓘書所遺者亦間爲補苴故綱羅繁富細大不捐如疫門載神人教用香蘇散一條猶曰存其方也至脚門載張文定患脚疾道人與綠豆兩粒而愈一條是斷非嘗食之綠豆豈可錄以爲案又如金瘡門載薛衣道人接已斷之首使人回生一條無藥無方徒以語怪更與醫學無關如斯之類往往而是殊不免蕪雜又蟲獸傷門於薛辛齋蟲入耳中一條註曰此案耳門亦收之非重出也恐患此者不知是蟲便檢閱耳云云而腹疾門中載金臺男子誤服乾姜理中丸發狂入井一條隔五六頁而重出又是何義例乎編

次尤未免潦草然、採摭既博、變證咸備、實足與江瓘之書、互
資參考、又所附案語、尤多所發明、辨駁較諸空談醫理、固有
實徵虛揣之別焉、

呂氏應鍾葆元行覽

未見

江陰縣志曰、呂應鍾字元聲、太醫吏目、傳禁方而變化之能
望氣決人死生、或談笑間、療人痼瘍、著葆元行覽世効單方
兩書、邑令胡士鰲爲序、

世效單方

未見

盧氏志醫學百問

未見

按右見于古今醫統。

萬氏表濟世良方

國史經籍志五卷

存

萬斯大曰高祖鹿園公諱表字民望性至孝少孤奉母王恭人教唯謹毋卒廬墓三年以世職中正德庚辰武進士晉都指揮督運至淮見饑民滿道先賑後報陞浙江司閫抑鎮守中官絕其干請遷南京大教場坐營飭營伍宿弊懲魏國

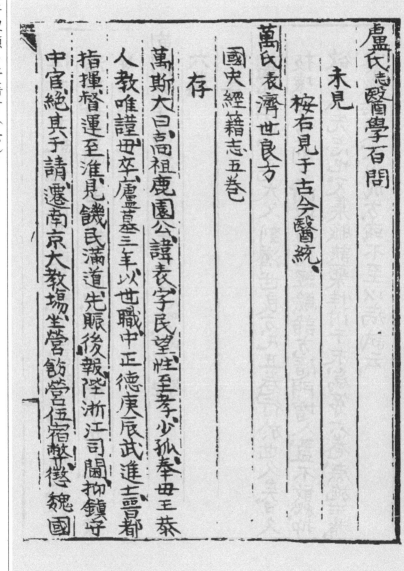

悍弁之干紀者歷任漕運參將廣西副總兵淮安總兵提督漕運僉書南京中府都督同知踰年病卒年五十九學禮質疑萬氏世紀

萬氏弁學萬氏家抄濟世良方一本作醫學入門良方考六卷

存

萬邦孚曰予先大父刻濟世良方凡五卷行於世久矣日久板壞孚重刻之因以續得經驗諸方隨門增入蓋不敢秘抑欲以承先志也又集脈訣藥性附于末爲第六卷庶施治者察脈認藥參以成方或不至以病試云

萬斯大曰吾祖瑞巖公諱邦孚字汝永黄淑人出由先職陞浙西運總以軍法部署漕卒歲漕數十萬如期畢稟不失籽粒習山東都司僉書倭薄金山朝鮮告急廷議謂公南人習舟乃拜游擊將軍帥南京龍江營水師克日赴援已撤守鴨緑江轉漕遼陽給食不乏擢温處參將移狼山副總兵晉都督僉事總兵福建期年以病歸與鄉先生飲酒雅歌詩名一枝軒草年七十五卒 學禮質疑萬氏世紀

萬氏積善堂秘驗滋補諸方

一卷

存

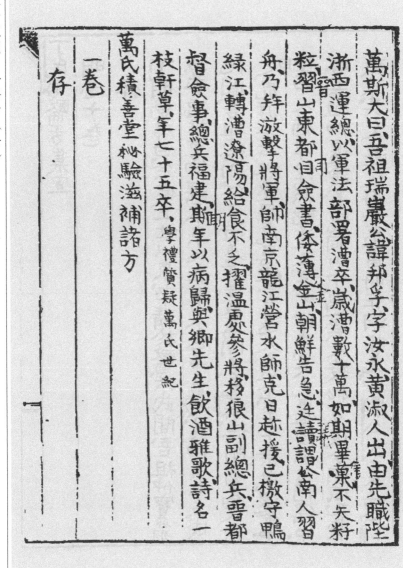

丁氏醫方集宜

明志十卷

存

丁明登序曰：余家上世以來，率精於醫。洪武間，吾祖仲寶翁以耆德推重鄉評，承京兆委署本邑事最久，其神異尤多。成化間，吾祖德剛，江之滸蘆葦叢薄間多虎，慕德剛翁爲文祭之，虎渡江去，地遂無虎患。又嘗還人遺金，至今祭虎還金事，望中人猶津津然能道之。其它行事，具見廬陵孫公爲傳中。暨吾祖伯遠，讀書龍洞山中，遇異人授秘方。後令朝城九載致政，其交遊遊游燕京，當時在朝諸老，如劉公大夏、屠公鏞倡公鍾曾公鑑顧公佐潘公禎俱重翁之品歡然與相酬唱篇什甚衆蓋屢世皆擅活人妙術其遺方秘簡歷更以來亦頗散逸逮吾王大父竹溪翁精心慧識始搜括蠹餘而表章之參以古方益以己所證驗裒集成書凡有十卷其書首病源次形證次脈法而治法治方治驗又次之一閱卷而病者之情形與用藥之竅會瞭然指掌嘗曰醫者意意者宜也因名之以集宜顧散帙舊藏笥中余懼其久而寖以散失使前人一片活人心地湮没不傳不忍也又閩地絶少醫藥以禱賽代鍼砭以巫覡當醫王一有寒暑霜露之虞束手無策況其大者乎於是謀壽諸梓以廣其傳惟吾王大父仁心爲質

其天性孝友忠誠不欺諸不具論論其細者於凡貧難之人乞醫藥厚資給之婉慰藉之未已也又諄復期以來告必無自沮殷殷然惓惓之無倦色於戲此其心何心哉慎斯術也以往則心不遺微細則良此篤獨旨哉王大父良相良醫之論真知言也吾故因叙是書而並及其制行大略以見吾王大父苦心濟人之意非恆區區剿古人緒論以衍岐黄一脈已也

按是書明志舊爲丁毅所著然毅則明登明序所謂德剛也今改訂焉

王氏文祿　醫先

一卷

存

題詞曰上醫治未病不治已病治未病易而無迹治已病勞而罔效是故治未病者多忽而已病者始求諸醫醫雖良其如病成何膏肓之諭惜也自秦以前墳典完備學出于一養德養生無二術云秦以後坑焚燼漸聿素問傳猶學者棄而不講目爲僞撰蓋不知多參贊至言非聖弗能也矧天子以至庶人脩身爲本豈有遺身而能用世耶是在辨之早焉已矣于是作醫先蓋先未病而醫之不施餌劑砭針同躋仁壽之域覽者庶以監予之心豈曰不爲良相當作良醫至嘉靖

庚戌夏五既望海鹽泝陽生王文禄

海鹽縣圖經曰王文禄字世廉少舉鄉薦屢上春官不第居身廉峻嘗以私干人遇不平時叱罵不避權貴户出三百請編役如民佐邑令成均田法性嗜書聞人有異書傾囊購募得必手校縹緗萬軸置之一樓俄失火大慟曰但力救書者賞他不必也所著有藝草邱陵學山邑文獻志衛志

楊氏闕名頤真堂經驗方

未見

亡名氏醫學切問

未見

陸氏闕名積德堂經驗方

未見

亡名氏法生堂經驗方

未見

劉氏松石保壽堂經驗方

未見

王氏仲勉經驗方

未見

禹講師經驗方

未見

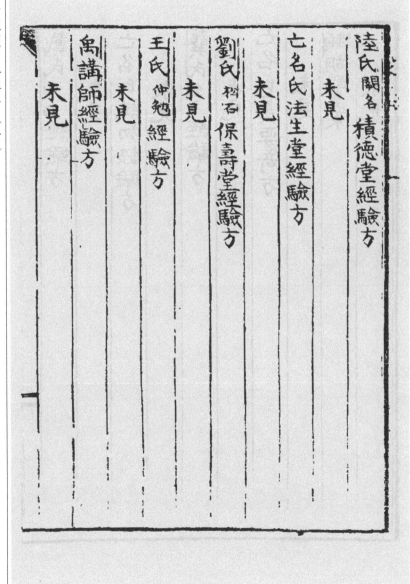

戴氏古瀹經驗方

未見

亡名氏試効録驗方

未見

龔氏闕名經驗方

未見

亡名氏纂要奇方

未見

瀕湖醫案

未見

瀕湖集簡方

未見

藺氏闕名經驗方

未見

孫氏一松試效方

未見

何氏大英發明證治

未見

亡名氏濟生秘覽

未見

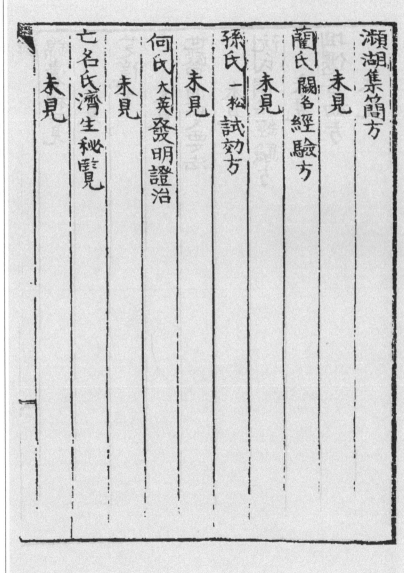

錦囊秘覽
未見
芝隱方
未見
世醫通變要法
未見
阮氏闕名經驗方
未見
坦僊皆效方
未見

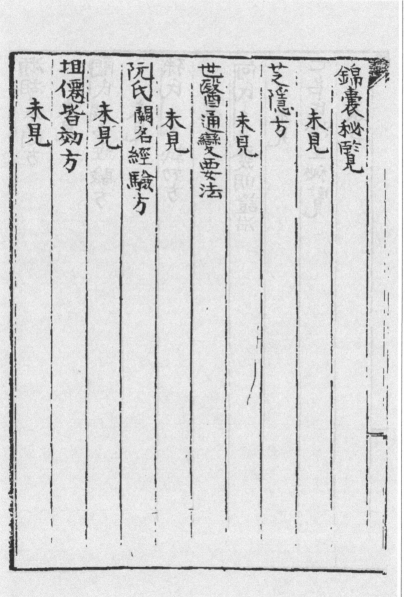

趙氏闕名經驗方

未見

楊氏闕名經驗方

未見

唐氏瑶經驗方

未見

鄧氏筆峯衛生雜興

未見

張氏闕名經驗方

未見

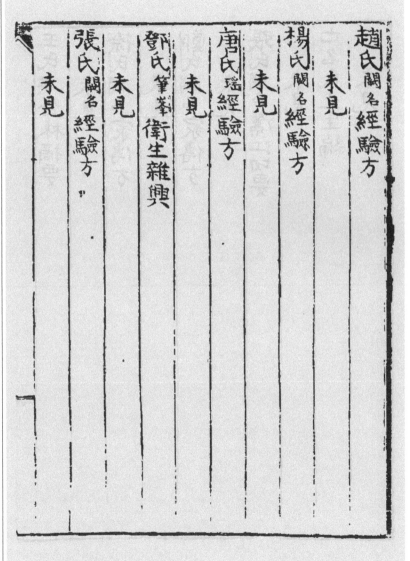

王氏英杏林摘要

未見

徐氏闕名家傳方

未見

鄭氏闕名家傳方

未見

張氏闕名瀟江切要

未見

亡名氏生生編

未見

奚囊備急方

未見

按以上三十三書見于本草綱目引據醫家書目

錢氏原濬集善方

明志三十六卷

未見

鎮江府志曰錢原濬字彦深號愈菴集書數千卷手撮其精要點校而讀之有得則標題於上旁通醫術著集善方三十六卷

薛氏己家居醫録

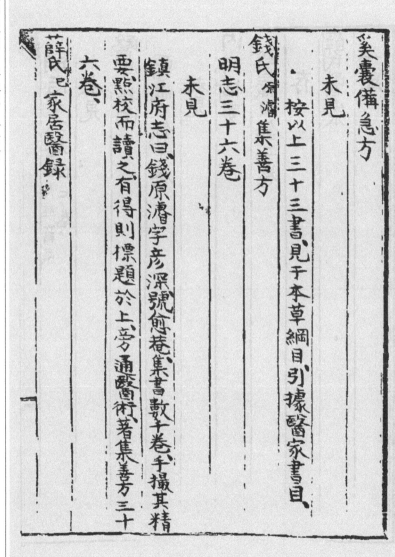

明志十六卷國史經籍志作七卷

未見

醫學指南

醫藏目録十卷

未見

内科摘要

醫藏目録二卷

存

薛氏醫案

一卷

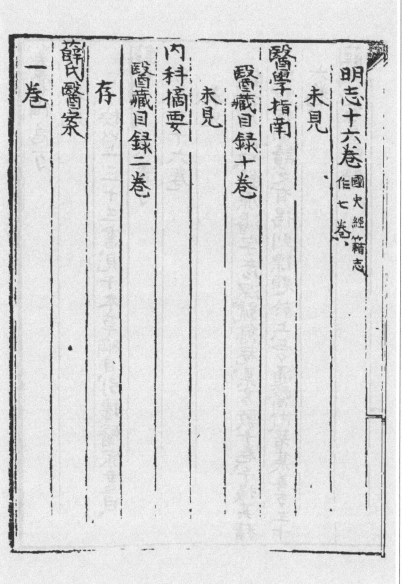

存

薛氏醫案

七十八卷

存

四庫全書提要曰、薛氏醫案七十八卷、明薛己撰、己字立齋、吴縣人、是書凡六十　己所自著者、爲外科樞要四卷、原機啓微三卷、内科摘要二卷、女科撮要二卷、癘瘍機要三卷、正體類要二卷、保嬰粹要一卷、口齒類要一卷、保嬰金鏡録一卷、其訂定舊本附以己説者、爲陳自明婦人良方二十四卷、外科精要三卷、王綸明醫雜著六卷、錢乙小兒直訣四卷、陳文仲小兒痘疹方一卷杜本傷寒金鏡録一卷及其父鎧保嬰撮要二十卷初刻於秀水沈氏版已殘闕天啓丁卯朱明爲重刊之前有明紀事一篇載明病困時夢己教以方藥服之得愈又夢己求刻此書其事甚怪然精神所注魂魄是憑固亦理之所有不妨存其說也己本瘍醫後乃以内科得名其老也竟以瘍卒詬之者以爲補益之弊終於自戕然己治病務求本原用八味丸六味丸直補真陽真陰以滋化源實自己發之其治病多用古方而出入加減具有至理多在一兩味間見神妙變化之巧厥後趙獻可作醫貫執其成法遂以八味六味通治各病甚至以六味丸治傷寒之渴膠柱鼓

瑟，流弊遂多，徐大椿因併集失於薛氏，其實非己本旨，不得以李斯之故歸罪荀卿也。世所行者別有一本，益以十四經發揮諸書，實非己所著，亦非己所校，蓋坊賈務新耳目，濫爲增入，猶之東垣十書、河間六書，泛收他家所作，以足其數，固不及此本所載皆己原書矣。

黄氏承昊評輯薛立齋内科

十卷

未見

吳學損曰：薛立齋先生醫案女科、幼科、外科，俱有專書，足稱美備，獨于内科所集尚欠序次，摘要善矣，然讀之或未能得

其詳舊惟黄履素先生於各家中摘集成書名曰内科醫案誠補薛立齋之未備嗣當不惜餘力爲訂定以公世焉痘疹四合全書

按右見于浙江通志經籍

賀氏岳明醫會要

二卷

未見

錢琦序曰賀君岳少業儒以母病風徧求醫醫莫能治乃奮志曰毋病弗瘳兒奚儒爲于是盡購醫家書讀之踰年曰吾知所以療吾母矣卒奉以周旋母享高壽又得蘇醫王氏惟

雍之傳而業益精里閭病輒就君治治輒効其門至暮擁而
且集自是邑若郡自侯以下咸召君無虛日藩臬間醫必以
君對縉紳游歷郡下亦必迎君以往由是君所及彌廣矣君
間閱古六書久之欣然意會亦成帙題曰明醫會要邑侯魏
公精于醫者也心好之未及鋟輒擢去會舊邑侯百夏公備兵
海上乃授指揮李元律梓行屬余序予作而歎曰饑寒之病
常病于政尪羸之民常病于醫古之名夫醫者軒岐而下則
有如尹咸張劉輩起其仆若斃而國命賴以壽故曰上醫醫
國豈其技獨神哉將精其業者特異乎人惟精故名也今時
號醫家者流冀知素難靈樞等爲何籍下此則借以規利累

百不一良乃君獨以儒業醫而著述有傳如此夫人以醫擬相言利物也竊疑過之惠及永永相業然乎哉自二公相繼撫吾邑上下德之喜吾民不病于政乃今閱是書猶夫政也又喜吾民不病于醫爲之序　臨江先生集

醫經大旨

醫藏目録四卷

存

凡例曰岳嘗輯明醫會要既板行矣人多喜之然後又纂醫經大旨非有他惑而重出也蒙郡主劉公訪岳頗諳醫術案發群書督令採集惟愧老鈍疎庸焉敢有違遂勉强遵奉謹

摘歷代諸賢要語少加潤色以歸於一其中金石古怪爆毒劫藥悉削不存懼其禍人也非敢自以爲是條例于後同志者乞斥正之勿以狂瞽誚予輩甚

皇甫氏中 明醫指掌圖

醫藏目録十卷

存

張鏊序曰予門人皇甫生山暨其弟嵩岱皆仁和知名士別十年山來謁金陵手書一編閱之明醫指掌圖也曰山爲是書三世甲之亦三世矣自其菊泉大父治軒岐集履歷經驗效具蒙齋氏爲傷寒指掌書而雲洲翁成之蓋以廣指掌也圖

參內經博采古哲遺方變通不泥凡留歲而後成爲卷若干首之歌賦以括百病便於憶誦也復爲箋以原病次疑也繼以胗視判死生標本而使人察也又繼以形以方印證切而藥劑良也且法度工能巧異可想見武林靈秀會人物藴文之美而非久且專其業曷克有此書成雲洲翁以授其子岫岡乃山以質于予曰某小子不敏重墮先志願一言以永其傳嗟乎騶虞麟趾之德世不恒有常情苟矜一善其不爲鐀核焉者寡矣杭人以醫稱皇甫氏至久皇甫氏父子祖孫醇謹無間好急人阨難至忘寢食寒暑不計償報顧又以此貽惓惓嘉惠錫類是欲天下皆壽於醫而醫皆躋於良且聖君

子惡得而弗與也云、

邵氏達訂補明醫指掌

醫藏目録十卷

存

自記曰、余大父釜山先生篤志藝林、馳譽江左、及門問業者、多所顯貴、而再入棘闈弗利、竟以逢掖老、吾父幼敏慧、大父奇愛之、希其蚤就、不虞大父忽遘一疾、治不能瘥、遺命吾父曰、汝不爲良相、且爲良醫、無何吾父兼失所恃、阻試有司、遂改業醫、自號念山、五十載以來、頗以是術名於世、吳城内外、老幼男女、病傷寒痘疹者、得吾父輒全活、難以數計、生不肖體弱而多疾力不能終舉子業吾父即命棄去訓讀岐黄諸書如是者幾易寒暑稍有所得則出雲洲翁所著明醫指掌示不肖曰嚮嘗爾所習仲景傷寒東垣內傷河間熱病丹溪雜病此學之博者也約而精則有是書爾其宗之予敬授命朝研夕考始喻其旨真所謂抉秘鉤玄遠紹諸家之說分標治本闡明運氣之宜善矣所徵憾者拘於圖而局於論顯於證而晦於脈詳於方而畧於法翻檢尚有紆迴乃不揣原其所載目則分之以門方則聚之以類而附列歌註合以己意參入俾學者因脈辨證緣證施治彈指頃便度津梁而余亦藉是多所解悟蓋余不幸不生先生之世猶幸去先生之世未

遠，可以私淑門牆也。當世鉅公，願共鑒之。天啓二年九月吉旦

長洲後學邵達行甫謹述

江南通志曰：邵達，蘇州人，北虞之後人也。喜讀司馬遷書，手不釋卷，精於傷寒，手到病立起。有鄰人以乏食病瀕死，達於藥囊中褁金餉之，遂霍然。人號爲仁山先生。

吳氏顯忠醫學權衡

未見

徐春甫曰：吳顯忠，字用良，號雪窓，休陽人。家世業儒，忠性好醫，以戴人汗吐下法，而補之以利温和方，足以盡其醫道之妙，名曰醫學權衡，行世。

徐氏春甫古今醫統

明志一百卷

存

自序曰昔者上古之世洪濛未鑿民不夭札厥後風氣漸開情實日啓疾病生焉黄帝惻憫濟以醫藥而内經作矣後世因之道自秦漢唐宋以下代不乏人載之簡篇汗牛充棟咸以神其術妙其用而躋天下後世於仁壽之域者也春甫家世業儒恒讀素問諸書頗探索其醫之賾隱然而義理微茫精滲錯别甲可乙否莫知適從所以憚浩繁者撮拾殘言謂之捷徑致使本源根核無所稽攷其不淆聖經而戕民生者

幾希予不自概愚陋以平素按内經治驗諸子析衷及搜求歷世聖賢之旨合群書而不遺析諸方而不紊舍非取是類聚條分共襃百卷目曰古今醫統蓋採上古之法以造歷世之良而兼總於今日統集異同井然區别彙成編帙粲乎可觀庶幾厭繁者有所歸趍簡者無少失一開卷而醫之法制權衡始終本末如視諸掌其於養生不無小補若謂全書曰非闕典則猶俟於賢知者焉嘉靖丙辰仲冬至日新安徐春甫序

醫學入門捷要六書

六卷

存

鮑氏叔鼎脈證類擬

未見

醫方約說

二卷

存

自序曰：夫道無所本，則汗漫無歸；學無所宗，則趨向靡定。醫之爲道，而人命繫焉，不亦重哉！予家世業儒，流傳醫道，厥有原自。祖醫繫籍京師，予今叨授斯職。先君恒齋翁，邑庠弟子員，受業大參節齋王公綸，張是道。予少事舉業，數奇病繁，尤究方書素難，恍有以得其要領者，著脉證類擬，我師少宰松谿程公序諸首，梓行矣。或謂予曰：子之類撰，人皆愛之，若夫方書簡便，誠醫家入門之徑也，惜未有編及諸證之方，盍更發明之，則人咸躋仁壽，而嘉惠無窮矣。予曰：然。夫方書自張劉李朱戴王之後，作者紛紜，執見論證，漫無歸一，嗟夫，以人之命而試人之言，岌岌乎殆哉。於是恫瘝厥心，視爲職分，後究先哲論治，會融玄妙，鉤摘精要，編次成帙，名曰約說，詞理簡而會歸有元，説雖粗而向趨甚正，玆固步武遺蹤，間亦竊附已意，皆素所親試而多中者，可以按方治病，同志之士，或有取焉，尚俟他日奏聞，道司一原，庶不負我高祖設教司人

之命之寄也、是爲序、嘉靖三十六年丁巳三月、鮑叔鼎書、

陳氏仕賢經驗濟世良方

醫藏目録十一卷 國史經籍志作十卷、醫藏目録重出經驗良方四卷、

存

四庫全書提要曰、經驗良方十一卷、明陳仕賢編、仕賢字邦憲、福清人、嘉靖壬戌進士、官至副部御史、其書首載醫旨脈訣藥性、別爲一卷、次爲通治諸病門、如太乙紫金丹、牛黄清心丸之類、次分雜證五十二門、皆鈔録舊方、無所論説、自序稱與通州醫官孫宇考定而成云、

醫指

醫藏目録一卷
未見

李氏^{名蒴}集秘方

國史經籍志一卷
未見

醫籍考卷五十八

井朴宗暢寫

醫籍考卷五十九

東都　丹波元胤紹翁　編

方論三十七

董氏（炳）避水集驗方

國史經籍志四卷

未見

四庫全書提要曰避水集驗方四卷明董炳撰炳字文化泗州人是編以常用有驗之方分類裒輯無所闡發其所用之藥有積雪草者本草所未詳特為具其圖形述其功效然藥類至多唯在善用正無取乎搜羅新異自詡秘授也其以避

水名旨蓋隆慶丙寅淮水決炳避居樓上以成是書末附柳應聘撰玉鶴翁傳一篇備載炳父相治醫事玉鶴相之自號故炳又號懷鶴云

王氏永輔惠濟方醫藏目録作簡便袖珍良方係坊刻改名

國史經籍志八卷

存

顧氏鼎臣經驗方

國史經籍志一卷

未見

劉氏純緊要二十四方

國史經籍志一卷

未見

不自秘方

國史經籍志一卷

未見

鄭氏（鶴）傳信方

國史經籍志八卷

未見

李氏（蘭泉）醫說

未見

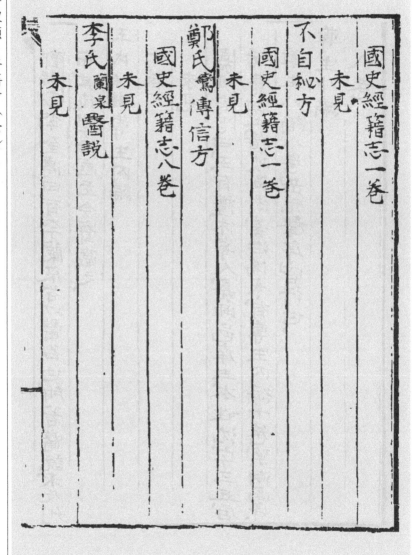

鄞縣志李荃傳曰有李蘭泉者以醫名世所著醫說未及刊
布其後學徐國至今寶藏之

王氏有禮尊生内編

十卷

未見

嘉興府志曰王有禮休寧人嘉興邑庠生本姓沈字三丘居
鴛鴦湖上精岐黄術善治傷寒有尊生内編十卷葉向高序
尊生外編八卷岳元聲序皆行世

尊生外編

八卷

未見

李氏守欽方書一得

未見

按右見于汜水縣志、

劉氏繼芳怪證表裏因

未見

按右見于太平府志、

林氏道飛濟世良方

未見

福建通志曰、林道飛以名醫著、有濟世良方、病者投劑立效、

也好施不倦年八十三子孫世其業

姚氏濟風疾必讀

未見

按右見于江南通志

江氏時遂醫學原理

三十卷

未見

婺源縣志曰江時遂字正甫江灣人幼善病遍閱方書精研奧旨異人談方術了了响語嗣是拔劑輒効有少年病悸親戚惴惴危之一劑霍然有起色名著郡邑戶外之屨常滿

前後邑令咸見推重舉鄉賓晉壽耆有醫學原理三十卷丹溪發明五卷醫家爭傳誦焉

丹溪發明

五卷

未見

萬氏_洪醫學大成

未見

按右見于湖廣通志

喻氏_{化鵬}醫經翼旨

未見

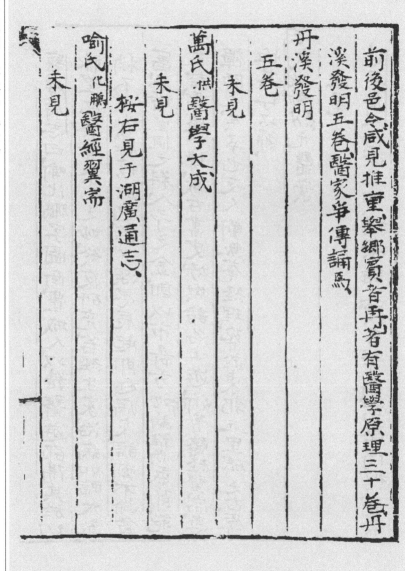

寶慶府志曰，喻化鵬，字圖南，豐城人，以精醫遊邵陽。其於切脉、望色、聽聲、察形之妙，終夜研究，若經生家。治病如臨大敵，稍不中肯，憂形於色，靜夕深思，晨起即赴病家調劑，不論貧富，不惜重值之料。人予之金，即以市奇方秘論。雅尚氣節，能文詞，嘗構一樓，藏古書史，好與諸名士遊。所著醫經翼、宗懸禪師之旨。卒也，友人劉默菴經理，葬於東郭丘里碑之右厚，恤其孥以歸。

徐氏純卿紉元醫案

未見

延平府志曰，徐純卿，將樂諸生，讀書學易，窮醫，得秘方，施藥

活人年八十手不釋卷著有紉元醫案、

徐氏應顯醫方積驗

未見

金華府志曰徐應顯字子祐永康人業儒精醫術多所全活、晚年益精、歷遊名公卿間、貧寒以疾請、匍匐救之、所著有醫方積驗、歲大祲、倡行糜粥、有以貢賦告者、為貸錢焚券、人德之、年御史廉其行、表其廬曰儒修相業、年八十餘卒、

彭氏浩雜病正傳

未見

醫性

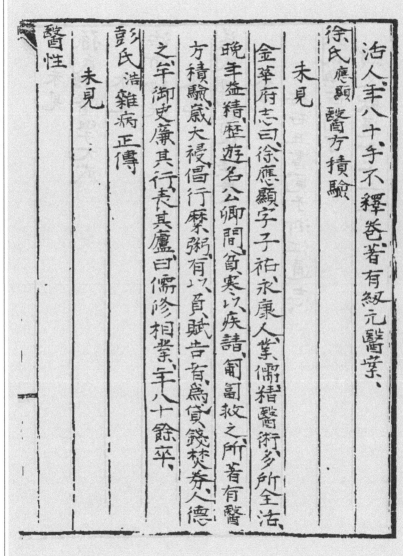

未見

孫氏櫓醫學大成

未見

活命祕訣

未見

吳氏嗣昌醫學慧業

未見

按右五書見于浙江通志、

吳氏與古簡方

續文獻通考十二卷

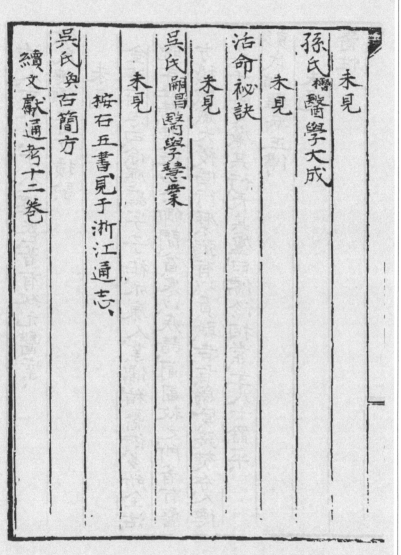

未見

金華府志曰，吳奐字德章，蘭谿人，刻志好學，博通書史，善書札，而尤精於醫，得何文定公曾孫仲畏之傳，功力兼人，益造其微，其醫最於一邑，人多稱之，著有古簡方十二卷，諸集方四十餘卷，其許號蘭渚漁歌，

王氏子英醫案

未見

蘭谿縣志曰，王子英號石舟，著有醫案，係御醫開之裔孫也，

賴氏瀾銘四科治要

未見

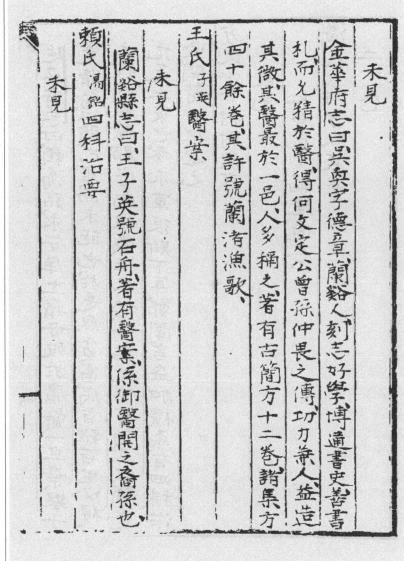

延平府志曰賴湯銘永安庠生痛母歿於庸醫一旦棄舉子業精醫以贖己罪而未能也於是無貧富病者雖百里必視之投劑輒驗郡守鄭祖幾法不起湯銘既治有效且曰調養元氣上策也參朮草根斯下耳鄭聞言益加禮爲有四科治要閩醫多祖述之

方氏熠杏村肘後方

未見

梅石見于福建通志

潘氏文源方脈纂要

二十卷

未見

婺源縣志曰、潘文源字本初、桃溪人、寬和仁厚、言笑不苟、望而知爲長者、少業儒不售、去而學醫、卽精工、所投劑輒效、遐日求診視者、盈門塞巷、文源意在施予、所藥治者、槩不責酬、遇貧士且加惠予焉、以故懸壺三十餘載、人人稱神、而家無數畝之蓄、歿之日、里巷多流涕者、所著有方脈纂要二十卷、行於世、

莊氏履嚴醫理發微

未見

江陰縣志曰、莊履嚴字若暘、工醫、能詩、診治有奇驗、活人不

可勝紀，著醫理發微，習醫者多宗尚之。

高氏叔宗 資珍方

未見

江陰縣志曰：高叔宗，字子正，别號石山，能詩善書，通和扁術，著資珍方，高賓爲序。

王氏禹道 惠濟仙方

未見

汾水縣志曰：王禹道，字氷巖，事繼母以孝聞，幼好學，弱冠精舉子業，以及經史子集，無不通貫，都人士咸以大器期之。中年遺疾，遂究心岐黄家言，著惠濟仙方諸書，意通稱述不啻

沛相長桑也訓鄉勇以拒礦賊切高尉邑侯李深童之都諫何春泉欲以人才薦會疾不果前蔡邑使集分水先賢傳首稱焉

汪氏副護試效集成

未見

休寧縣志曰汪副護字天相城西人少通儒術改業醫師祁門汪機尋歷姑蘇京口訪明師遂精醫學祖東垣老人專以扶元氣爲主因號培元醫行四十餘年全活甚衆平生樂善好施四城通道並建亭憩行旅兼修遠近廟宇悉出貲鑾金著有試効集成暨諸醫書行世

胡氏尚禮醫案

未見

按右見于儀真縣志、

孫氏鈍試効集成書

未見

錢塘縣志曰孫鈍字公鋭遇異人授却老方九十童顏醫傾海內所著有試効集成書按脈用藥足齊古人又有皇甫泰者與之齊名稱孫皇云、

王氏君賞醫便

二卷 張受孔刊本四卷

存

自序曰、余遊京師、時獲茲集、檢其方甚約、試之輒驗、因益以續收諸條、更截定爲、稍稍蓄治藥材、無論疾久近、循方分劑、罔不克臻奇功、嗣是出按晉、及再承關陝、于時從役者、人以十數、歲月既賒、得無、有虞採薪、然雖傳舍中法嚴、內外醫不可得延而入也、獨賴是以濟、取左右如叩、夫醫弗煩而藥、足、方弗繁而用備、名之曰醫便、既事竣、將言復諸從役求是般、皆無餘本、錄則衆弗給、或給焉、示亦弗廣也、舉而壽之太守、太守曰、盛有發板、可更遂以命梓人、隆慶己巳重陽日、巡按陝西監察、御史王君賞識、按萬曆壬寅吳秀序曰震澤沈竹亭與齡所録也蘇州府志又曰沈與齡號竹亭吳江人工醫能决生死著醫便行世然據徐應登序稱按是編爲王侍御公按秦時所輯則知其出君賞矣

吳氏秀增補醫便續集

四卷 張受孔刊本六卷

存

自序畧曰余家舊有醫便集蓋之得竹亭先生云迄今三十年索者猶踵至武林因之有二刻托爲御院本繼又見閩中刻補遺則歸之朱濟川黃文洲兩人兩人固良醫也所采集

當不謬、余合兩書删訂之、補以已試方、用續先刻、世有不能致醫藥、與能致而付之庸工之手者、覽此庶有瘳乎、

曹氏（鈞）傳信尤易方

八卷

存

栗永祿序略曰、袁門少川右使曹公、素留神軒岐內經靈樞諸篇、尤邃于仲景叔和丹溪等諸部經方、故自登仕來、歷淮揚齊魯會稽間、所過名勝、即登眺移日、值羽士緇流、輒改顏款接、叩底裏、但奇藥單方可采、隨便劄記、付行笥以隨、至二十餘禩、方積笥盈矣、嘗篤計轄、政少暇、悉所積、校理之

辨証分門，犂然備具，稍方品重複，詭異不經者，盡爲刪芟，廼得八卷。中有證頗相類，則附註本門；有間出各方，則明註方後。較諸種更爲積富簡便，且經試多奇驗，遂題曰傳信尤易方，一展卷，門類區別，藥品弗淆，治療法備，雖窮鄉下邑人得此，隨證檢方，隨方製藥，隨藥醫證，不出戶庭，效可立覩，醫可勿他覓也。

自序畧曰：余聞之，尺有所短，寸有所長，確哉其言之也。蓋余少膺脾病，召一方時，所謂名能療者，乃百弗一，切爲會咨有授余啖蠡寶者，非有所診候而審辨也，輒一再月而彊食倍他日。繇此觀之，世嘗言海上方，能愈劇疾，不虛哉，不虛哉！余既以目履和豫，叨役四方，所過名勝，羽客衲子，時問所素善募方，歲久累數，遂問發治所主病，屢屢稱提效。隆慶改元，余起使易水，命醫官鄭鸞比類裒集，曰避試方，手傳之海上人，而實散見諸名家所載籍者也。余更使明著所自出，而頗厭其繁複。後二年，余再携入秦，秦涇陽醫士王玎檢校刪正，釐八卷錄成。適左使上黨健齋栗公，雅抱博濟之猷，聞取而觀之，曰：夫在物有之，運規而索圜，有弗圜焉，我知其不爲方也；操矩以求方，有弗方焉，我知其不爲圜也。以余讀若方，殆醫之規矩非與？吾爲若梓以博民壽，何如？余曰：公之意信大厚矣，吾志也。于是卒刻而名之曰傳信尤易方，蓋古有衛生千金救民備急易方、而是方不伐物命品取諸仕土所宜、無煩齎公操炮、隱居辨治、而又嘗試多奇應、故云時隆慶歲在庚午春正月上九日賜進士出身通奉大夫陜西等處承宣布政使司右布政使吏門曹金書、

何氏 古朴 醫家藴奥

四卷

存

章穟曰古朴老生餘杭縣北住進賢里、幼穎悟讀書、詩隱居獨善博覽諸書、尤精醫學、所集有脩真正術、承嗣秘要、草堂吟料、珠璣穎、萃星命關鍵等書、

脩真正術

未見

楊氏洪 决醫方摘要

十二卷

存

龔氏信 古今醫鑑

八卷

存

自序曰余幼業儒讀張子西銘天下疲癃殘疾皆吾無告兄弟韓子原道爲之醫藥以濟其夭死深嘆二公之言民胞物

與之心也。然膺厥任，惟宰相，上佐天子，調燮陰陽，節宣元氣，
庶足起疲癃而壽國脈。余誦之，直欲于身親見之。殊庸劣魯
鈍，爲時所阨，會家君起家醫學，謁來燕豫，鄉閭應中原醫之正
傳，已有所得。余因省焉，遂棄儒就學，紹岐黄倉越之心傳，闡
劉張朱李之秘訣。于當時雲遊高士，有裨醫教者，必謁誠晉
謁，與之上下其議論。遠宗先哲，近取名公，殫精竭神，磨光刮
垢，與家君相爲淵源。蓋有年矣。每視疾，則先診以脈息，次察
其病原，而攻治之法，方藥之製，又酌其脈病而投之，執是以
往，影響不殊。既而以脈病治方，分門別類，以古今之確論
爲樞要，間亦竊附己意，参互考訂，遺者補之，略者詳之，纂輯

成帙，醫有十三科，此其粗備，釐爲八卷，名以古今醫鑑。夫醫意也，何取於鑑，鑑惟空而後無遺照，醫必明而後無遺疾，是書上考諸古，古之明驗者取之，下質諸今，今之明驗者取之，隱伏沉痼，罔不洞察，與鑑之照物，妍媸不爽，有相類者，此之謂醫鑑，此余命名意也。藁甫成，不敢自秘，爰付諸梓，以公諸天下後世，俾醫有小補，病有救援，視醫國良相，固小大不同，而疲癃可起，夭死可甦，亦究乎韓張二公之用心也。余不佞，書之無文，聊述成書之槩於篇端，其訂訛正誤，尚有俟於後之君子。昔萬曆四年，歲次丙子孟冬之吉，金谿後學龔廷賢書于有恒堂。

金谿縣志曰：龔信，十一都下澌里人，任太醫院，著古今醫鑑，併雲林醫彀。子廷賢著萬病回春。

周氏禮醫聖階梯

十卷

存

自序曰：醫者，仁術也，厥理邃奥，惟儒爲能通之。自黄岐闡其源，和扁弘其流，張王朱李數君子揚其瀾，而醫道始大著矣。先君菊潭翁甫以醫鳴世，載諸郡志，足徵也。嘗謂禮曰：醫便足以濟一方，汝其求之孔孟，以大其施乎。爰命業儒，補郡庠弟子員，屢試弗捷，貢太學生，受臨清州倅，奈世方以資格待仕進而禮又素性弗克脂韋于時仕甫三載即謝政歸因思先正有云不用于時則當爲明醫以濟世乃因究心醫業博觀前輩遺書汗牛充棟言各有長然紛紜浩漫靡有歸一苟非神而明之者莫窺其涯是以庸醫貿貿未免執一廢百而以藥試病其爲仁術之累多矣一禮幼侍先君頗知梗槩既而鋭意鑽研殫心竆究乃克會通諸家之說撮其樞要析其淆亂間附己意以成全書凡十卷先審病以定名次原病以著論論確而後察脉脉明而後處方湯液丸散用各有宜編訖題曰醫聖階梯夫神聖工巧醫之等級也然必由易簡而後極至可臻志于醫學者苟能于是書而尋繹焉則向往不迷

而神聖之域不于此而可漸躋乎於戲凡厥有生受形天地五方之水土不齊七情之感人亦異安得滯于聞見之偏而不知變通之妙哉是集也合之盡其大析之極其精展玩之間庶幾候易而病機可識體認真而療理無艱矣書既成不敢自私因鋟梓以廣惠于四方云萬曆元年春正月既望徵仕郎臨清州判官歸安半山周禮序

徐氏洪親驗簡便方

醫藏目録一卷

存

自序畧曰予自弱冠既念貧民昧於醫藥淪于夭死故每留

心體察諸醫暨諸士大夫語及凡已試而簡便者悉令人筆識之意在鋟行而冗累未果今寓留都稍暇又得太醫院醫官江陰趙文育氏爲予分類繕寫足成一編雖其所具未若他書之多然皆非道聽途説言之無據亦非待醫家臨病斟酌煩厭心力者也但本意主於便物不止專濟其生故於服食物用之凡從宜料理之法少有裨於斯民日用者亦輒類附於後爲仍慮其罔知文義爰爲之詞咸近方俗即醫家諱亦不全採要在使之易曉而已觀者幸勿以爲淺近而忽之

羅浮山人 蒹竹堂集驗方

六卷

存

姚氏思仁　藂竹堂醫方考

未見

宋犖尊姚氏族譜序曰、萬曆初光祿大夫柱國太子大傅工部書善長公登先文恪公榜、從年七十餘致政歸里居樂善好施、病者給以藥、寒者給以衣、死者給以棺櫬、今所傳藂竹堂醫方、皆公手自抄、

按是書見于浙江通志引嘉禾徵獻錄、姚思仁當是善長公、而豈與羅浮山人集驗方爲一書否、附以俟考、

解氏楨　醫學便覽

醫藏目録四卷

存

張氏四維醫門秘旨

十五卷

存

曰古皖張子諱四維，字國本，別號筠亭，乃聽選官也。醫名於世，諸上司獎之以扁額，士大夫贈之以詩文。

錢氏后崖崖邸便方

三卷

存

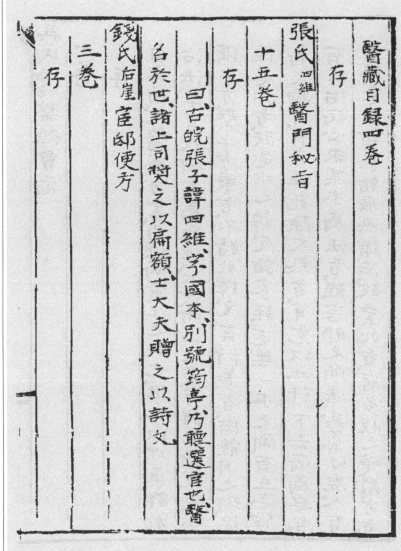

吳氏嘉言醫經會元

十卷

存

自序曰夫醫藥方書乃拯病資生之軌也惟按以理氣詳於治法卑有效驗者爲難得近代所出之書有詳於論說者不備乎方繫乎方藥者不精於擇文言行義者無體用之約提徑慮治者缺是非之辨及諸家註述無一本之斷有五志皆爲火論者有言溫能除大熱者有竟以吐汗下去病爲要者有言治病必求其本爲法者經言邪之所湊其氣必虛人有言傷寒及諸氣諸痛無補法故業此者有多岐之嘆閱方者

懷猶豫之惑予承家傳原諸病所感必由乘虛而入以爲主論證有名用藥有據當別三因所致爲綱領臨證有條評色脉逆順虛實爲權衡故曰藥不執方合宜而用醫無定體應變而施原乎古方撰集於淳朴之時傳流於澆薄之漸病名雖同而治法互異吁惟儒有孔孟之刪定程朱之發明所以道統之傳昭如日星況乎醫道精微又乏明哲闡揚踵訛襲誤苟非究心素難之奧博採諸家之長安於膚略其不蹈於實實虛虛之弊者蓋鮮矣然亘古今而不變者理也苟能精造乎至理則如聽訟明刑之有法度縱民僞日繁不越乎條律人病百出豈外乎方法哉予雖不敏謂司命之任匪輕雖

籍家傳益自砥礪藥餌鍼灸屢投輙効縉紳諸公謬許爲當世明醫每自愧焉適己卯歲冬留都大司馬凌病脾胃延予調理因索予家經驗秘方捐俸梓行以廣其傳爲醫道指掌也予辭不獲已謹以脈訣發明者正有定論藥性繁雜者删有切要衛生有本設心脾腎主三方於篇首以備通用察病有機列運氣標本等論於卷末以啓後學削訛辟舛發古通今集成十卷名曰醫經會元或可利濟于無窮期不負至仁盛心而已今際聖君賢相法三代之仁以臻雍熙之治詔一取天下明醫以廣好生之術余齒七十有四自揣不能應召護以是書奉凌公命而遂梓爲萬曆庚辰歲孟春上浣之吉原

太醫院醫官浙嚴分水梅坡吳嘉言撰、

醫學統宗

未見

按右見于嚴州府志、

龔氏廷賢種杏仙方

醫藏目録四卷

存

自序曰、醫術王霸殊途、古辨之、若魚目夜光、碔砆連城、然不爽也、顧霸之効也、詭駁之宜、而王謂易簡、曷以也、醫惡是類、乎、余自髫齔、廣蒐裘掌、從家大人醫寓中、家大人輒以霸禁

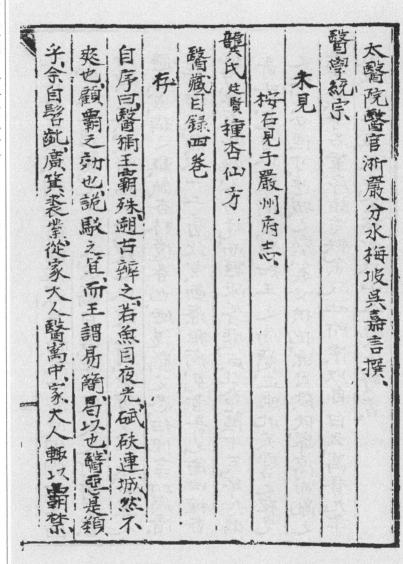

比長客壺京肆，稍見俞諸大方，若蔣定西京使相劉秋堂諸先僉以王道醫，交口稱矣。余竊自信，遍取家大人所傳方書，而續其餘，成醫鑑一帙，鍥之以便世用。第方多藥味，而窶人避地，或搆之難，誠杏林遺春也。廼復竊父志，括俚言切病情，選方擇味，類以一二易致者，動療鉅病，見者奇之，命曰種杏仙方，俾家易辨，人易曉，而遐陬皆靡，咸在杏蔭中矣。第恐昔奇吐秘，見者以覇術目，詎知王之易簡正坐此矣。譬之夜光之珠，奚必徑寸；連城之璧，奚必拱把。魚目碔砆，寧得而亂之乎。書成，辱名筆序諸首帙，余故吐所懷以自白云。萬曆九年歲次辛巳孟秋吉，金谿雲林山人龔廷賢書。

何出圖序畧曰，龔氏子才操岐黄之秘，而鳴諸豫，嘗佐而翁著醫鑑，行於世矣，爲浩博而旨奧，搆材備難致也，迺更擇易簡按單品輙効者，爲四帙，又不爲艱深語，即窮陬嗇人讀易解，能卒然辨，譬之阮琴嵇琴，一脫囊自成韻調，又可以名家也歟，才名廷賢，號雲林，江西金谿人。

萬病回春

八卷

存

雲林神彀

四卷

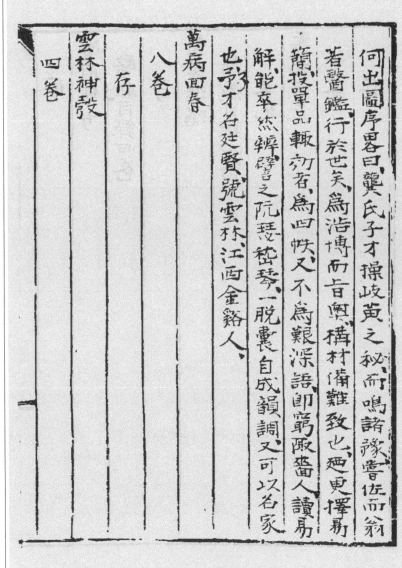

存

醫府禁方

醫藏目録四卷

存

醫學準繩

醫藏目録四卷

未見

壽世保元

十卷

存

濟世全書
醫藏目録八卷
存

雲林醫聖普渡慈航
八卷
存

繆氏存濟識病捷法
醫藏目録十卷
存

余氏應奎醫學源流肯㯕大成

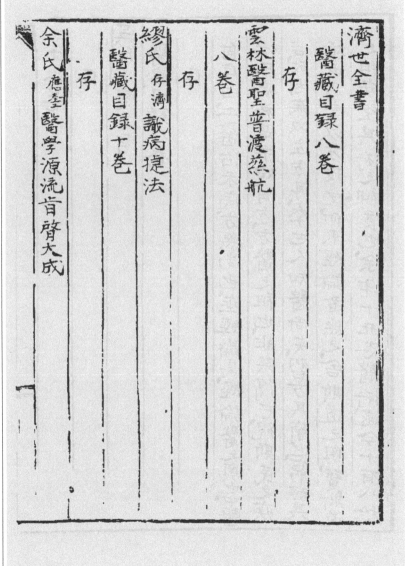

十六卷

存

吳氏崑醫方考

醫藏目録六卷

存

自序曰上醫治未病方無尚也至經論爲經論醫之奥也中醫治已病於是乎始有方方醫之祖也非其得已視斯民之疾苦故因病以立方耳季世人知醫尚矣習方其簡也窮經其煩也乃率以方授受而求經論者無之舍斯道之奥寶斯道之粗安望其術之神良也余年十五志醫術逮今十有八稔

懼辱醫名，蚤夜遑遑，惟經論是蒐，不敢自是，遊海內者數年，就有道者，而贄謁之，見賤工什九，良工什一，不惟上古之經論昧焉，雖中古之方，猶弗達也，弗明方之旨與方之證，及諸藥升降浮沉，寒、熱、溫、平、良、毒之性，與夫宣、通、補、瀉、輕、重、滑、澀、燥、濕，及正類從之理，而徒執方以療病，惡能保其不殃人乎？迺為之愍惻，取古昔良醫之方七百餘首，揆之於經，酌以心見，證之於證，發其微義，編為六卷，題之端曰《醫方考》。蓋以考其方藥，考其見證，考其名義，考其事迹，考其變通，考其得失，考其所以然之故，匪徒苟然誌方而已。君子曰：夫夫也，弱齡讀陋，輕議古人，則崑有罪焉；爾世有覺者，觸目而疵之，從而可否之吾幸吾之得師也、遊藝者玩索而悟　而左右之吾幸吾之明典也、如山野之陬、湖海之遠、求良醫而不速得間巷檢方、能究悉論、而斟酌自藥焉、則吾濟人之一念也、或者尚論千古、末張孫而本軒岐、穷群方而優經論、則孟軻氏所謂遊于聖人之門者、難爲言矣、安用夫斯籍之贅也、皇明萬曆十二年、歲次甲申、孟冬月、古歙吴崐序、

十三科證治

未見

参黃論

未見

按右見于亡名氏鶴皋山人傳。

亡名氏類纂名醫要旨醫源會海

二卷

存

吳氏紉學師古齋彙聚簡便單方

七卷

存

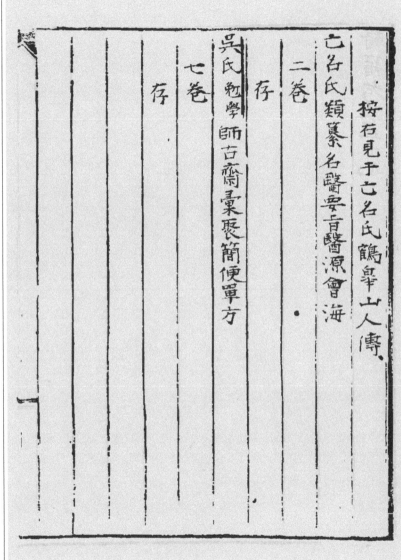

醫籍考卷五十九

醫籍考卷六十

東都　丹波元胤紹翁　編

方論三十八

馮氏時可上池雜說

一卷

未見

四庫全書提要曰，上池雜說一卷，明馮時可撰，雜論醫學之書，大意主於温補，伸東垣而抑丹溪，亦偏於一隅之見者也。

黄氏河醫學蒐精

二卷

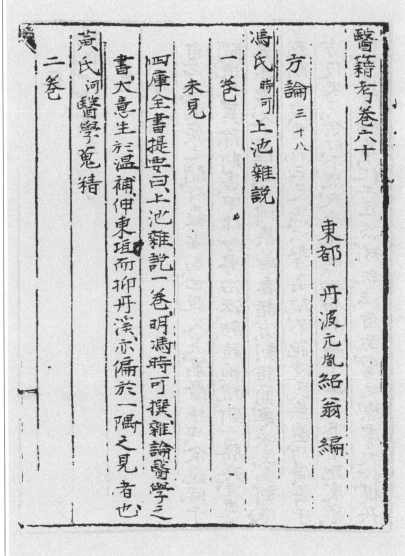

存

揚氏四知惠民正方

一卷

存

自序曰閩廣之間有蠱毒爲世説久矣萬曆甲申余觀風于閩慨然冀除斯害申律令專治法誡諸視疏斯于勝殘且慮專郝廣文之湮也乃博集蠱毒諸方刻諸簡惠嶺民爲刻成或問余曰君執三尺法以擊姦疏不能使民無蠱乃屑屑乎方伎末矣余曰不然夫春陽煦物而不遍于幽谷迅雷能震惡而或遺于細事化工且然況執法者哉譬之衛霍大將提兵

振旅汛掃妖氛，而閭閻老稚，執梃箠挾弓弩，家防戶衛，不猶愈乎徒手乎。止疏禁方法，余曷敢弛，而廣專諸方，固令民以以自防也。或又謂蠱妖叵測，燭之無形，驅之不去，奈何？余哂之曰：不然，昌黎之驅鱷魚，原魯之擊神蛇，蝗不入境，虎北渡河，昔人豈異于人哉，亦誠實政格之玄耳。是在良有司圖之。今將考爲萬曆甲申仲冬吉日，賜進士第文林郎巡按福建奉勅兼管鹽法清軍陝西道監察御史大梁楊四知撰。

張氏三錫醫學六要

醫藏目録二十卷

存

張三錫曰夫醫上自炎黃秦漢下迄唐宋遼金元其書汗牛充棟不爲不多第純駁不同繁則嫌其泛雜簡又失之疏畧且義例乖違篇章紕繆遵行不易披會亦難錫家世業醫致志三十餘年僅得古人治病大法有八曰陰曰陽曰表曰裏曰寒曰熱曰虛曰實而氣血痰火盡該於中醫學大旨有六曰診法曰經絡曰病機曰藥性曰治法曰運氣蓋診法不明安知病情故首刻四診法經絡不分安知病根病機不察安知傳變故次經絡考次病機部藥性不熟何以處方細目雖備切要惟緊故次本草選治病無法何以取效且不知天地陰陽五行生化之源何以明經故次治法彙次運氣畧匪敢

妄附己見，實博採群書，各萃其要焉耳，卽間亦一得，亦已試之良規，不刊之大法也，其言詳而盡，其法簡而易，學者誠一究心焉，則診法諳矣，經絡分矣，而病機，而本草則又精其察矣，施治有方，運氣默會，則又體生化之理，而隨投隨應矣，有不一一中的，而登軒岐盧扁之堂奧者乎，雖曰六要，實爲醫學之全書，具目者，當自得之

張維藩等序曰，嗟呼，先大父諱三錫，字叔承，別號嗣泉，遊神杏國，繫留都醫林望者，垂三十年，而今奄棄三世，藩等不能親承提命，所可幸者，潛窺羲黄蘊奧，勒成一帙，其名曰醫學六要，凡我同志，靡不朝吟而夕誦焉，惜乎罹天之變，火其版燼

其半至今抱遺恨焉賴有朱君號敬橋者出所藏書付之剞劂氏補殘缺訂訛譌而依然復行矣是集也於先人遺編用是闡明而紹繹之而亦可補於後學之指南云

四庫全書提要曰醫學六要十九卷明張三錫撰三錫字叔承應天人是編成於萬歷乙酉以醫學大端有六分别論列首四診法一卷次經絡考一卷次病機部二卷次本草選六卷次治法彙八卷次運氣略二卷自謂博採群書各彙其要然雜錄舊文無所折衷王肯堂叙以神聖稱之過矣

許氏兆禎醫鏡

醫藏目錄二卷

存

吳秀序畧曰：嘗觀許氏鳴醫，自巢由而下，漢有許定，晉有許遜，隋有許智藏，唐有許孝崇、許胤宗，宋有許叔微、許洪，皆能深造醫閫，所著書立言，師表萬世者也。許君培元，學躋董賈，文偪司韓，而所以求益者，毋論江之左右，雖薄海內外，未始不為之屈一指也。余嘗器其才，而勸之應試，廼有感而曰：富貴有命，不可強也，與其登庸於仕籍，而危見忌于同朝，若紹家醫術，以躋斯人於仁壽之域哉。遂取家傳的本，及歷代以來方書，細研潛玩，三爲裘葛，而工其術。故上自王侯大臣，下至里井閭衖，凡有患者，治其匕劑，經其療理，煥然如赫日之消凍灑然如執熱之濯清飆以慈仁爲念未嘗要謝故澤被生靈名驚昭代而直古醫流所罕覯爲者也復自念曰醫之道大矣古人之言亦夥矣苟不及之以約而識之以籍則使後之業者將何取衷哉於是博采諸家審脈論證辨名定經微妙之語與夫用藥君臣佐使寒熱温平緩急之方備著於書曰診翼曰醫辨曰藥徑曰素問評林曰醫家四書曰傷寒解惑曰女科要論曰衍嗣寶訓曰痘疹筆議曰外科集驗盛行於世矣尤愳其難於記誦故復出家藏秘訣編成詩括以便之余閱之累日見其旨邃而理明言簡而意盡雖中醫執此施治可以奏効如病者知之亦不爲庸醫所誤眞與醫家之

鋟鑑，而深幸是編不可少也，遂名之曰醫鏡，以溥其傳。凡有志於此者，果能熟而通之，不圖經而百草吾嘗矣，不素難而岐扁其再生矣，不長沙而傷寒昭融宣明矣，不守真而熱證光明洞達矣，不明之而內外傷吾辨矣，不彥脩而大成吾集矣。若登雲臺而識璇璣之要訣，則天文可詧；入武庫而得門鑰之要樞，則器具畢舉。所謂捷徑一通，不得騏驥而千里可適者，信然矣。

醫辨

未見

方紀

二卷

存

宋國禎序畧曰許培元先生初習舉子業甚工棄去閉戶讀書而特究於醫董祠部故貴簡欲先致不可得於是濟之人咸重之培元即隱然感時多慷慨語其　則申師相爲序等篇則諸名公爲序而特以方紀托序平涵方紀先病機次凡例次主治虛實次經引各證而參約以韻語語又錯出賦儒長短古近之間班班如也

萬氏全保命歌括

明志三十五卷

存

朱氏東山立命元龜

醫藏目録七卷

未見

徐氏敬菴醫家彙論

醫藏目録二卷

未見

蔣氏闕名集驗良方

醫藏目録一卷

未見

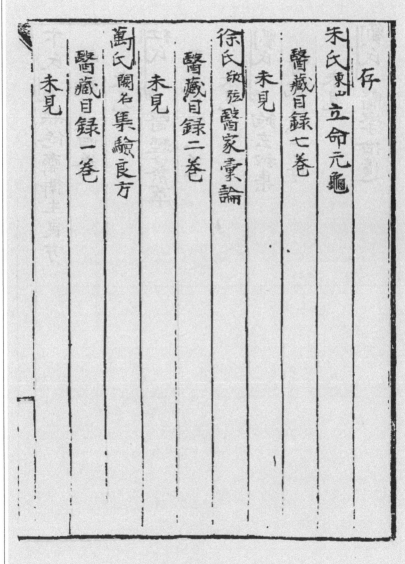

卞氏石帆無倦齋衛生良方

醫藏目録四卷

未見

杜氏大章醫經纂萃

醫藏目録二卷

未見

劉氏全德鉤玄秘集

醫藏目録一卷

未見

劉氏名醫學拾遺

醫藏目錄卷闕

未見

王氏宗顯醫方捷徑

醫藏目錄二卷

未見

盛氏後湖行囊備用方

醫藏目錄一卷

未見

蔡氏玄谷家寶醫方

醫藏目錄二卷

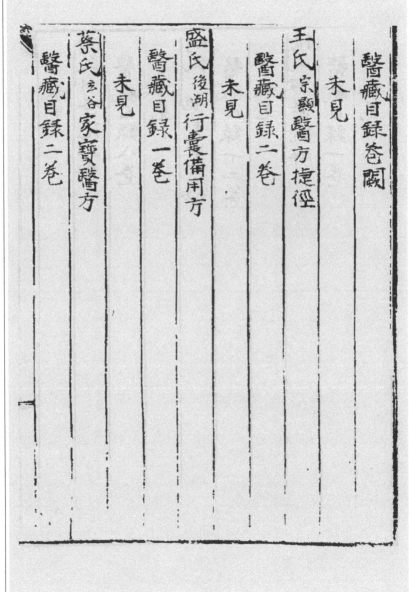

未見

汭氏經杏苑生春

醫藏目録八卷

未見

胡氏一龍青囊全秘

醫藏目録十二卷

未見

楊氏傑醫論解

醫藏目録一卷

未見

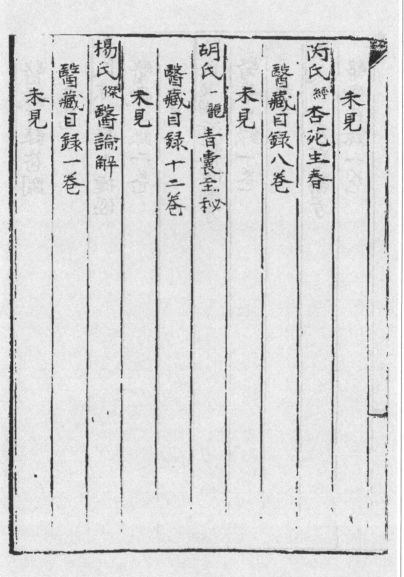

何氏東文醫學統宗

醫藏目録八卷

未見

蕭氏昂醫萃

醫藏目録一卷

未見

亡名氏病機治要

醫藏目録卷闕

未見

紅爐點雪

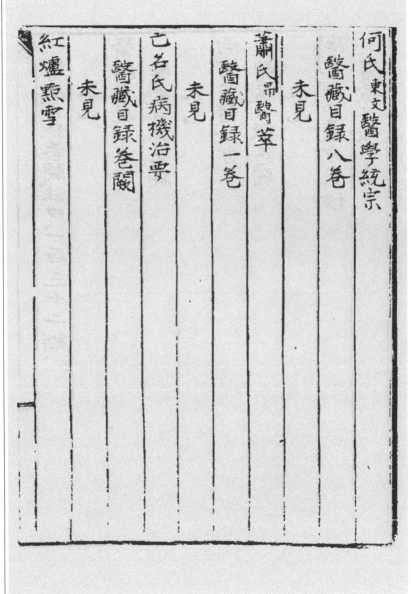

醫藏目録卷闕、註曰、一百三十二論、

未見

醫經户庭

醫藏目録卷闕

未見

兩浙世醫秘方

醫藏目録卷闕

未見

陶氏闕名遺方家秘

醫藏目録一卷

未見

李氏擢恠證奇方

二卷

存

金氏塗珂明醫醫鑒

未見

錢塘縣志曰、金塗珂字潤褒、仁山先生後裔也、塗珂少有神童之目、比長遵母命業醫、雖讀書萬卷、不拾糟粕、極難險證、從容處之、嘗云、古之名醫者、曰和、曰緩、曰倉、遽美、爲耶、無畐貴貧賤、悉以平等心、治之、若鰥寡孤獨、不惟不取值、輒有貽

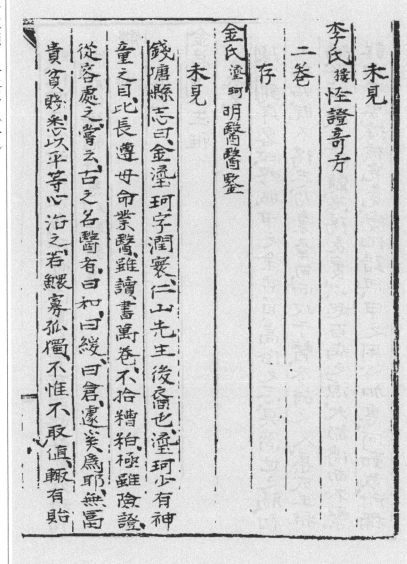

贈杭城内外所全活者、不啻億萬人、著有明醫醫鑑、外科精
微、體仁編、兒科慈幼録諸書、

體仁編

未見

金君申之生雅

未見

陳仁錫序畧曰、嘐城申之金君負、高俗之志、具濟世之腸、初
工括帖、旣不得志、乃棄章句、而攻于醫、參研之久、集成生雅
編、發明歲運經絡、陰陽表裏、以起百病之源、大都博而不繁、
詳而有要、綜核究竟、變化錯伍、申之用心加惠、何勤哉、所稱

不爲良宰相，其次或明醫，吾儒作用處，得于是編，稍窺一斑矣。然是豈足以竟申之也，申之所求于世也，康所冀于天也，貪天之彭殤，自有定數，貪天之數以全活一世，必不得之理，必可得之心，農黄主萬世，有加于心術乎哉。無夢園遺集

宋氏濟世靈樞

未見

曹于汴序曰：宗候東壁公既以醫聲於時，全活無量，厥誠復續其傳，有抱痾望捄者，晰若洞垣，余及家人輩，或失調攝，延之治療，刻期奏效，以所著濟世靈樞觀余，悉醫道肯綮，將以公之世，躋萬方壽域也，念不忘世，世期於濟，此學道有

得、匪僅僅攻醫術者比、蓋其學直探大本、是以宇宙同視也、學局皮膚者、雖亦斤斤而潛伏、令念不自覺知、學徹神髓、藩籬乃破、疾痛相關矣、又嘗纂前人既効之方成帙、曰肘后秘方、既以世、何以云秘、前人之鄭重而秘藏者也、何秘乎、遇則傳、不遇則不傳也、遇而得言、言濟世之寶、不遇而傳、輕則耳畔之飄風、甚則明珠之投暗矣、吁此所以遇合之難、而世之罕睹其濟也、仰節堂集

肘後秘方

未見

王氏文讓醫學鈎玄

未見

碎金方

三卷

存

引曰竊聞千方易得一効難求余廼留心斯道蓋歷多霜因見近代刻古方盡藏倖多是藥品不全等分不一炮製弗精咸失古方之本旨安足望其起死回生哉予寔憂之恒患豚兒不知仁術之玄微以訛傳訛云不悞人予弗信也故述吾祖杏林翁秘傳之方及吾父雲泉翁經驗之藥并予嘗最効之術及聞江湖道中玄妙之劑莫不剸金置幣向求之以

助吾兒得成濟世之道於中湯丸散末藥藥合宜考方中節真世不傳之方實爲鎮家之寶近叨南岳吳君大參將醫學鈎玄已鍥行矣復蒙吉雲鄭使君請予碎金方重刻附餘於鈎玄之次以公天下豈不盡善盡美矣俛而思之此方寔費千金而得惟冀同道養生君子宜寶惜之莫作尋常經視同施利之恩各盡孝慈之道是吾意也外附各色神仙妙術巧妙奇方另附于末以助海内英豪之一覽耳俾臨事不致眩惑豈不懷區區之一助云萬曆癸巳季秋之月江右建之盱人鑑周王文謨謹序

李氏梴醫學入門

醫藏目錄九卷　按九當作八、

存

自序曰客有窺覽庸而誚之曰子值離索之失而考諸素問玄語知本者歟曰本身也枝葉子姓雲仍也欲枝實繁茂而不先培其本智乎身病多矣遍百藥而不竟痊必所嘗湯液而猶未達其所以倏爾閉戶四禩寓目古今方論倫其要括其詞發其隱而類編之分註之令人可讀而悟於心臨證應手而不苦於折肱沉潛之下因以洞察纖疴曲全生意於霜雪之餘正以衍三春之敷榮也不然以司馬氏之通鑑而猶自謂枉却精神某曷人斯而敢擅秇自成哉客曰然第世人

血脉同而受病異，或因稟受，或因染襲。知大黄可以導瀉，而不知其寒中；知附子可以補虛，而不知其遺毒。子能一一救諸，曰志也，未能，敢不瞑眩藥諸心身，以立萬世支本，而後謀諸仁人也。容曰勗之。萬曆乙亥仲春上丁日，南豐李梴述。

程氏式醫彀

八卷

存

建昌府志曰：程式，字心源，南城人，名醫，著有程氏醫彀。研究素問，次及難經、脉訣，洎張、劉、李、朱四氏之書，故診治適宜。又捜其喫緊者，著之編帙，俾學者識經絡，明病機，若登軒岐之

堂、入盧王之室、踵張劉李朱之門、而相質證焉、

涂氏紳百代醫宗（醫藏目録、作黄雲林訛、）

十卷

存

閔氏道揚醫指如宜方

醫藏目録四卷

未見

醫學集要

醫藏目録五卷

存

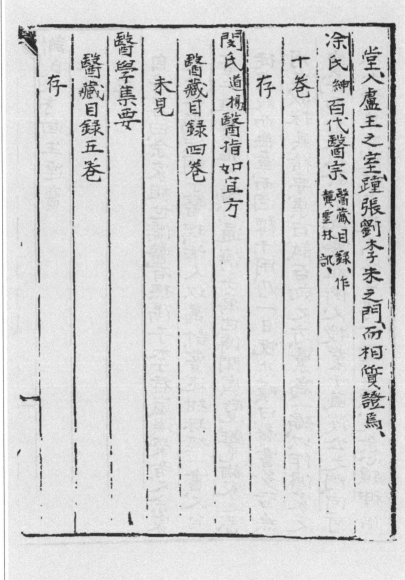

謝氏毓秀回生達寶

八卷

存

自序畧曰，余家祖世儒醫，有樵陽子李君嵐溪榮者，又余家之外祖也，深明乎醫理，活人以萬計，嘗述紺珠經一書，又自著二難寶鑑一編，以通濟乎萬世，傳聞廣覽，雖見諸家之書，徒虚設而無章，而罔裨于用，乃一日慨然嘆曰，醫書多皆無用也，欲採其精要，集百試百効之方，彙爲一編，以作傳家之寶，既而不果以終，余既襲祖術，又授業于嵐溪公之門，何可以不繼其志，故輒自暇日，以口傳心授之源，及余心領神悟之真得以録之又懇求華亭君校正仰止君增論之其書亦明矣夫傷寒之證原集諸書皆列風爲首而余獨以寒爲長者豈好異哉蓋風證雖爲百病之原而人亦知其爲百病之始其能治者亦有之至于傷寒之證多有不識而輕視之而不知傷寒尤甚于風也此證不明則得病之初不能詳其受病之源所傳之經而妄其劑以至變生諸證促人之生能療是病者無一二焉余家深知乎此故諄諄然列爲首篇以爲醫家之指南也合謀梓之客有覽是書者謂余曰翁之書其至要矣乎脈理詳明舉人之所不能悟者見翁之書而皆知診乎脈方論截然舉諸書之茫然無補者見翁之書而皆識

病源以投之劑且其痘疹一篇極順逆險之三圖而人皆能
究極之底痘疹不至失治抑亦不至為庸醫矣且夫醫者以
濟世為心書在天下是即濟乎天下也書在萬世是即濟乎
萬世也翁之恵澤其溥矣哉翁之陰德其在子若孫哉誠仲
景後之一人哉因題其標曰回生達寶余曰不佞之書不敢
謂如君之言但一念不自吝之心推之以濟世活人可是表
也后之杏林君子苟能執是而治病焉亦未必無小補云

孫氏一奎　赤水玄珠

三十六卷　國史經籍志作十卷、醫藏目錄作二十二卷。

存

自序曰：先文學以儒術起家，迺七尺孱弱，始受易爲諸生，攻制藝過苦，又屢上棘闈，罷歸不無怏怏，體羸憊而弱益甚。余甫垂髫，日侍咕嗶，見之輒隱心焉。問醫嘗自念，昔人有言，事親者不可不知醫，何得究竟秘奧，俾保和吾親無恙乎？然之猶呻吟怙恃未已也。比稍長，先文學令視伯兄賈之指蒼，道邁異教家有仙，仙也者，指余曰：孺子何爲者，乃恂恂若爾，吾懷秘密久矣，遇而後傳，吾歷觀人間世，無如孺子可授，若能受而讀，吾方可以衛生，可以澤物，所就匪直一手一足烈矣，何必句句奔走，躧擬籌計爲哉？余曰：幸甚，君之禁方，豈能如陽慶公所傳五色奇咳之術，余小子事親有所藉手矣。及受讀而解驗之、果有槩於中、而多奇中、因趣裝歸海陽、語先文學以故、且告之欲舍業而事方術、先文學治治喜曰、醫何不可爲也、良醫濟施與良相同、博比褒、又何論良賈、第異人所授精良矣、顧拘局而不通治、脫非心融機變、則其方泥而難用、夫飲水者必窮其源、軒岐遺經、非方術家之崑崙乎、而張仲景以下諸家、皆崑崙所達支委也、彼習業者專則精、不專則雜、稟心者一則恒、不一則間、飛衛之貫虱也、痀僂之承蜩也、專一故也、小子第勉之、迺發軒岐遺書、以及諸大家載籍、下帷誦讀、口玩心惟、無間寒暑、可三年所、私心又謂索居而闚觀孰與廣詢而遠覽、方今明盛、多賢宇宙、寥濶四海九州之士，持昭曠而晰成法者，詎無其人，余何畀畀以丘里自踦也。於是自新都游彭蠡，歷廬，浮沅湘，探眞秦淮，釣奇於越，卒之淹跡三吳，爲所歷之地，遇明達而折伏其前，與之譚支順闌横之秘，叩下邃上乘之旨，辯陽入陰入之殊，闡經絡和代之異，與夫鍼石橋引、案杌毒熨之法，今三十年于茲矣，惟耳目漸廣，故得於心者，津津漸融，即未能爲人治病，決死生多驗，或庶幾診視鮮戾，按劑靡拒，厭厥心，而遂生平，永親年而登大耋矣，惟是三吳諸名公，遂信余有知也，忘分下交，爭爲延致，余又懼持過苦難，因乘餘暇，采先哲之名言，出己試之鄙見，積以歲年，纂輯成帙，上之朝無負先文學之訓，次之希免偏閭之勞，下之爲爲子姓守故業者，立法程焉，非以此而希聞也。廼有客請余集而付剞劂，夫以名家稱者林林，而著作之盈充棟，余何必置一株鄧林間哉？客曰：楩楠豫章，櫟社之樹，皆木也，良與賤之分，有目者能辨之，君有國工能而自秘其術，何示人不廣也？余曰：不侮固非楩楠豫章之良，散木之賤亦非甘心，如客言，當置之市肆，以族工師運斤焉，是所願也，敢自矜徽帚而秘之乎？若曰懸書國門以市譽，非予所敢。

四庫全書提要曰：赤水玄珠三十卷，明孫一奎撰。一奎字文垣，號東宿，又號生生子，休寧人。是編分門七十，每門又各條分縷析，如風門則有傷風、眞中風、類中風、瘖痱之別，寒門則有中寒、惡寒之殊、大旨專以明證為主、故於寒、熱、虛實、表裏、氣血八者、諄諄致意、其辨古今病證名稱相混之處、尤為明晰、惟第十卷怯損、勞瘵門附方外還丹、專講以人補人、採煉之法、殊非正道、蓋一奎以醫術遊公卿間、不免以是投其所好、遂為全書之大瑕、是足惜耳、原本卷末附醫旨餘緒二卷、醫案五卷、今則別自為帙、焦氏經籍志載、孫一奎赤水玄珠十卷、醫旨緒餘二卷、而不及醫案、或所見非全本歟、

醫旨緒餘

四卷 國史經籍志、作二卷、

存

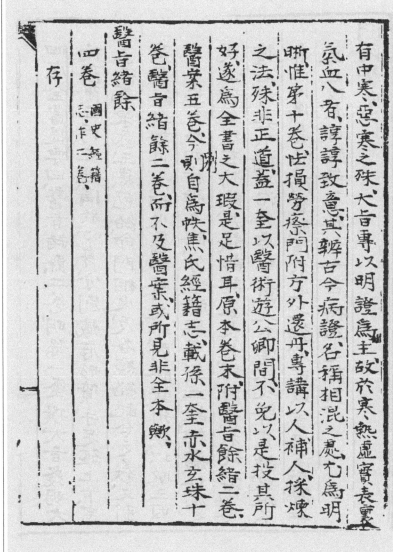

四庫全書提要曰：醫旨緒餘二卷，明孫一奎撰。大旨發明大極陰陽五行之理，備於心身，分別藏府形質、手足經上下、宗氣、衛氣、榮氣、三焦、包絡、命門、相火及各經絡配合之義。又引黄庭經以證丹溪相火屬右腎之非，引脈訣刊誤以駁三因方三焦有形如脂膜之謬，分嗔膈、翻胃爲二證，辨癲、狂、癇之異治，皆卓然有特識。其議論諸家長短，謂仲景不徒以傷寒擅名，守真不獨以治火要譽，戴人不當以攻擊蒙譏，東垣不專以内傷奏績，陽有餘陰不足之論不可以訾丹溪，所撄寧生之技亦可並垂不朽，尤千古持平之論云。

孫氏醫案

九卷

存

四庫全書提要曰：孫氏醫案五卷，明孫泰來、孫朋來同編。二人皆休寧孫一奎之子。是編即所輯一奎醫案也。凡三吳治驗二卷，新都治驗二卷，宜興治驗一卷。不分證而分地，蓋以治之先後爲次。一奎深究醫理，其議論多見於赤水玄珠、醫旨餘緒，皆已著録。是編宗旨具載二書之中，且旁文多於方論，亦爲冗漫。蓋大意主於標榜醫名，而不主於發揮醫理也。

吳氏惟貞家抄濟世良方

七卷

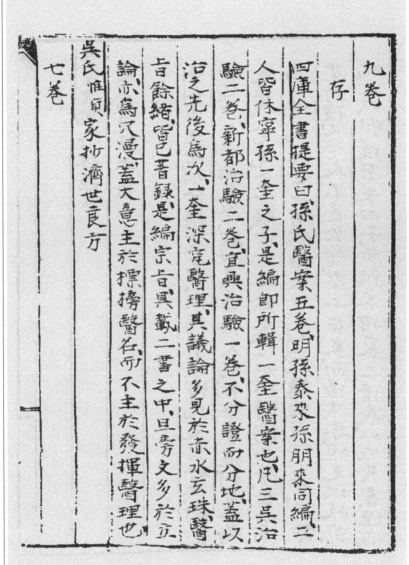

存。

葉氏雲龍士林餘業

醫藏目録六卷

存

李登序畧曰：始余講業里中，同門葉以潛氏來自盱江，斷斷如也。予自以為文學，嗣知其善治人病，輒應手瘥，則目以為良醫。人之視余一編，曰士林餘業，乃知以潛儒而醫，醫而儒也。以潛氏從學于明德羅夫子之門，既講於同仁之學，而餘業所擅之，恐人不良於醫，舉千百家而撮其要，經之以岐黄，紀之以劉張李朱四子，而雜采諸家之精義，以成其書，俾成六卷，繁而不炫，簡而不漏，雖疏於醫學如愚者，可使進於知醫，而首揭三條，尤示人治心之本，君蓋因學以明醫，雖謂之籍醫以明學，亦可也。

王氏（肯堂）醫論

明志四卷

未見。

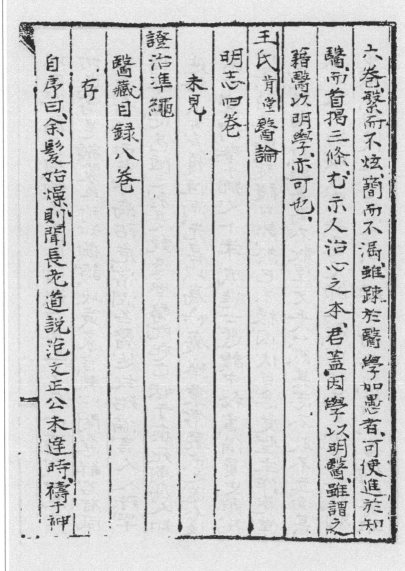

證治準繩

醫藏目錄八卷

存

自序曰，余髮始燥，則聞長老道說范文正公未達時，禱于神以不得爲良相，願爲良醫，因歎古君子之存心濟物，如此其切也。當是，顓蒙無所知，顧讀岐黄家言，輒心開意解，若有夙契者。嘉靖丙寅，母病阽危，常潤名醫延致殆徧，言人人殊，罕得要領，心甚陋之，於是銳意學醫，既起亡妹于垂死，漸爲人知，延診求方，戶屨恒滿。先君以爲妨廢舉業，常嚴戒之，遂不復窮究，無何，舉于鄉，又十年，成進士，選讀中秘書，備員史館，凡四年，請急歸，旋被口語，終已不振，因伏自念，受聖主作養厚恩，見謂儲相材，雖萬萬不敢望文正公，然其志不敢不立，而其具不敢不勉，以庶幾無負父師之教，而今已矣，定省之餘，頗多暇日，乃復取岐黄家言，而肆力焉，二親篤老，善病，即醫非素習，同將學之，而況手輕車熟路也。於是聞見日益廣，而蒐日益精，鄉曲有抱沈痾，醫技告窮者，叩閽求方，亡弗立應，未嘗敢萌厭心，所全治者，稍稍衆矣。而又念所濟僅止一方，孰若著為書，傳之天下萬世耶？偶嘉善高生隱從余遊，因遂采取古今方論，參以鄙見，而命高生次第録之，遂先成雜病論與方各八巨袠。高生請名，余命之曰證治準繩。高生曰：何謂也？余曰：醫有五科七事，曰脉，曰因，曰病，曰證，曰治，為五科；因復分為三：曰内，曰外，曰亦内亦外，并四科為七事。如隂陽俱緊而浮，脉也；傷寒，因也；太陽，病也；頭痛發熱，身痛惡寒，無汗，證也；麻黄湯，治也。派析支分，毫不容濫，而時師皆失之。不死者、卒而免耳、自陳無擇始發明之、而其為三因極一方、復語焉不詳、李仲南為永類鈐方、枝分派析、詳矣、而入理不精、比附未確、此書之所以作也、曰五科皆備焉、而獨名證治、何也、曰以言證治獨詳故也、是書出、而不知醫、不能脈者、因證檢書、而得治法故也、雖然、大匠之所取平與直者、準繩也、其能用準繩者、心目明也、倘守死句、而求治人、以準繩為心目、則是書之刻、且誤天下萬世、而余之罪大矣、家貧無貲、假貸為之、不能就其半、會侍御周鶴陽公以按鹺行縣至金壇、聞而助成之、遂行于世、時萬曆三十年歲次壬寅夏五月朔旦、念西居士王肯堂字泰識、四庫全書提要曰：證治準繩一百二十卷，明王肯堂撰。是編據肯堂自序，稱先撰證治準繩八册，皆成於丁酉戊戌間，其書採摭繁富，而參驗脈證，辨别異同，條理分明，具有端委，故博而不雜，詳而有要，於寒温攻補無所偏主。視繆希雍之餘派，虚實不問，但談石膏之功；張介賓之末流，診候未施，先定人參之見者，亦爲能得其平。其諸傷門內，附載傳尸勞諸蟲之形，雖以涉乎語怪，然觀北齊徐之才以死人枕療鬼疰，則專門授受，當有所傳，未可概疑以荒誕也。其傷寒準繩八册，瘍醫準繩六册，則成於甲辰；幼科準繩九册，女科準繩五册，則成於丁未。皆以補前書所未備，故仍以證治準繩爲總名，惟其方皆附各證之下，與雜證體例稍殊耳。史稱育堂好讀書，尤精於醫，所著證治準繩，該博精詳，世競傳之。其所著鬱岡齋筆塵，論方藥者十之三四，蓋於茲一藝，用力至深，宜其為醫家圭臬矣。

證治準繩類方

八冊

存

醫鏡

四卷

存

蔣儀凡例曰，字泰先生發明醫理，著述行世，式從已久，門下訂疑問難，益多其徒，因理學淵微，卷帙浩淼，學者苦無津梁，先生乃示此編，指其大要，令一披覽，而曉然於辨證用藥，與昭徹如鏡，遂以醫鏡名編。一是編原本，余得之茂苑張玄暎，玄暎得之字泰先生，授受益不輕矣，往余與玄暎讀書余峯，搦管之餘，漫加輯訂，爰付梨棗，懸諸國門，凡我同人，實茲囊秘。

葉氏廷器世醫通變

醫藏目録二卷

未見

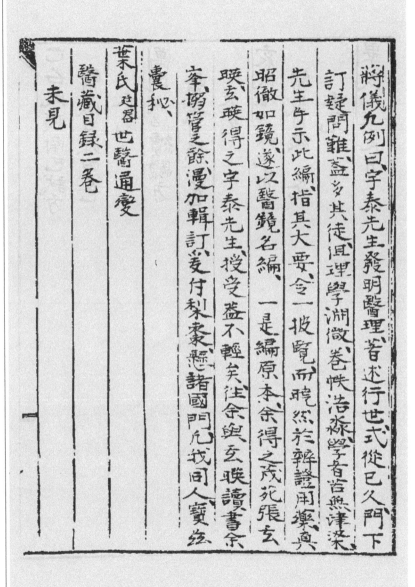

亡名氏曠南已試方

醫藏目録四卷

未見

萬氏闕名續驗方

醫藏目録　卷

未見

袁氏靜菴救民易方

醫藏目録　卷

未見

畢氏似范良方

醫藏目録一卷

未見

亡名氏醫方摘要

醫藏目録一卷

未見

藥籃春意

醫藏目録六卷

未見

葉氏南山醫靈提要

醫藏目録一卷

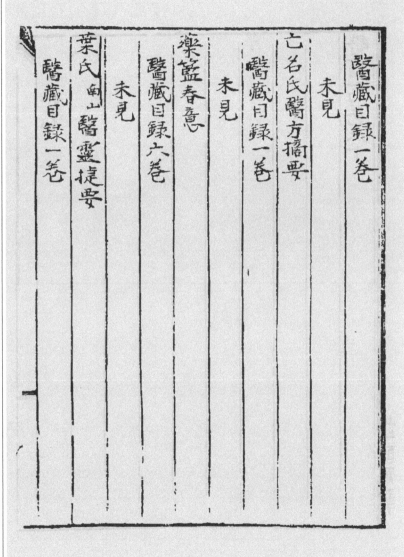

未見

醫籍考卷六十

山上道願寫

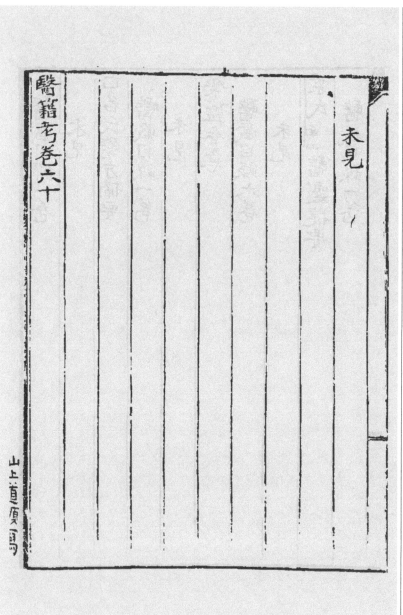

醫籍考卷六十一

東都　丹波元胤紹翁　編

方論三十九

歐陽氏植救急療貧易簡奇方

一卷

存

景陵縣志曰，歐陽植字叔堅，邑庠生，治舉業，旁精醫，著有靈臺秘要。邑進士胡懋忠刻於固始，有易簡奇方，邑進士熊寅刻於婺源，有全生四要，邑知府王曰然刻於臨洮。

靈臺秘要

未見

陸氏道元範蒙醫會録

未見

陸道元曰，小兒雜證便蒙捷法外，有藥性脈法，經脈運氣，傷寒雜證，女科，總名之範蒙醫會録，尚在修纂，待完日，併刊以就高明同志者正之，是望。金鍒補遺

呂氏禪急篤怪疑試効奇方

醫藏目録六卷

未見

亡名氏孫峯捷驗方

醫藏目録卷闕

未見

沈氏野暴證知要

二卷

存

潘氏雲杰類集試驗良方

二卷

存

梁氏學孟痰火顓門陸世科刻本改名國醫宗旨

醫藏目録四卷

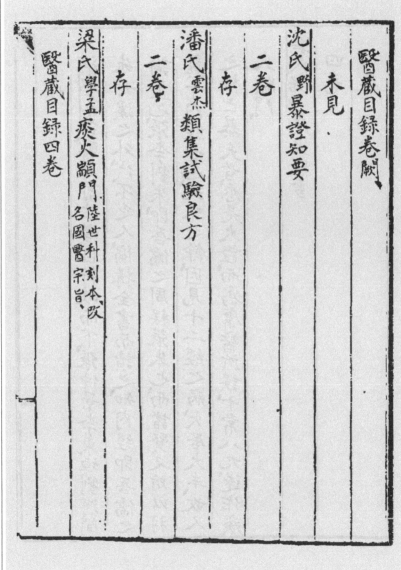

存

梁學孟曰醫之可法者自軒岐而下張仲景李東垣劉河間朱丹溪之外代不乏人徧搆全書而讀之知内經即吾儒之論孟也張李劉朱即吾儒之周程張朱也而諸賢又所以羽翼乎内經者也玩味之餘因見十二經之病火居大半故人之横亡暴夭者悉是火證而爲庸醫所誤十常八九遂作痰火顓門

龔氏居中痰火點雪

四卷

存

經驗良方壽世仙册
十二卷
存
經驗百効内科全書
八卷
存
徐氏師曾醫家大法
二卷
未見
途中備用方

一卷

未見

亡名氏應急良方

一卷

未見

謝氏奇舉元徵秘要

八卷

未見

徐氏常吉醫家正典

一卷

未見

亡名氏醫學發蒙

二十三卷

未見

醫翼通考

二卷

未見

邵氏之翰調理四證切要

一卷

未見

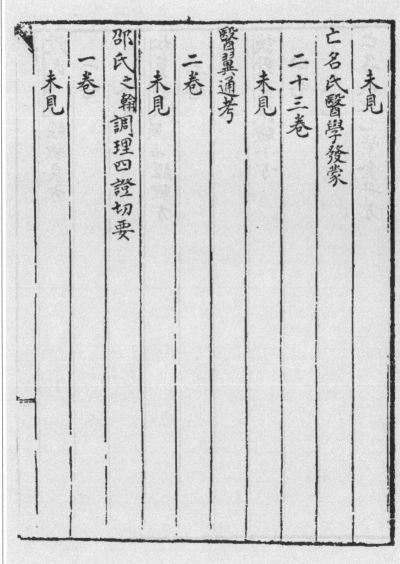

段氏成晃經驗良方

一卷

未見

松篁劉氏闕名經驗方

三卷

未見

談野翁試驗小方

四卷

未見

亡名氏太乙紫金丹方

一卷

未見

桉右十三種見于淡生堂書目

陰氏有瀾醫貫奇方

一卷

存

太平縣志曰，陰有瀾字九峰，太醫院吏目，通覽群籍，尤精性理，其治疾也，根極五行生尅，而神明出之，遠近求藥者日千計，瀾悉洞徹膏肓，計日報可，暇即延請師儒講究理學，年八十八歲，往來臺使者，皆望風式廬，以爲人瑞，没祀陽明書院

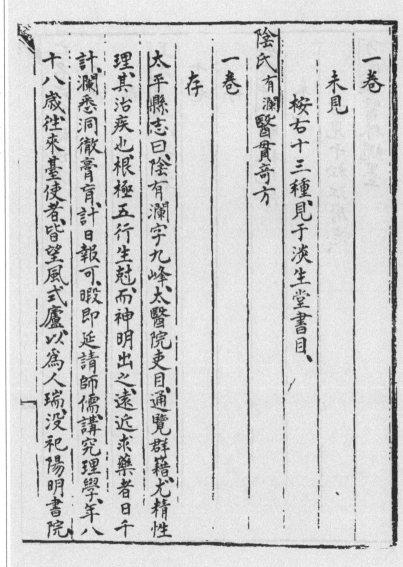

亡名氏窮鄉便方

二卷

存

王氏良璨小青囊

十卷

存

吳氏中秀醫林統宗

未見

右見千松江府志

方氏隅醫林繩墨

八卷

存

自序曰：繩墨一書，乃爲後學習醫之明鑑，俱領内經景升東垣丹溪河間諸先生之成法而著方立言，非方穀一人之私論也。蓋醫之一道，其理甚微，其責甚重，活人生人，在此三指之下兩劑之中，若無主見，未有不殺人者。穀自肄業以來，早夜精心，微危是慎，日與諸門弟子諄切講解，故以生平所讀之書，意味深長之理，時刻玩誦，或前先生所立之論未及配方，或前長者所主之方未及著論，方論不齊，難以應用，由是一一配合，必使補瀉升降得宜，寒熱温涼有準，分門別類，酌

病投湯如涉海者授之以指南之針如登山者告之以曲折
之路又復定立主意俾不猶疑庶使後之有志救世者引繩
畫墨不致以生人之道而爲死人之具也如其中見有差訛
識有未到凡我同志乞爲筆削論訂之則醫林幸甚而醫之
爲道亦幸甚萬曆甲申八月既望日七十有七老人錢塘醫
官方穀書

周京氏序畧曰先生何時人生於前之隆慶失厥稱字其著
是書也乃在萬曆之甲申有引自號爲七十有七老人仁和
醫官方穀想亦家世相傳而善精岐黄之學者歟時康熙十
六年歲在丁巳立春後九日向山堂夕惕主人周京雨郇氏

序

鄭氏澤墨寶齋集驗方

卷

存

自序曰不佞澤居常願人人無疾痛病苦故最喜禁方書每聞人蓄方書試之驗者無敢不叩叩之無敢不盡盡矣輒解試之試之再驗乃始付之管城君爲漸紀録録之既久至三十餘年迺可成帙已不敢自秘輒思公於人故謀付剞劂氏以廣其傳遂徵序于白下焦太史太史相視而笑莫逆於心

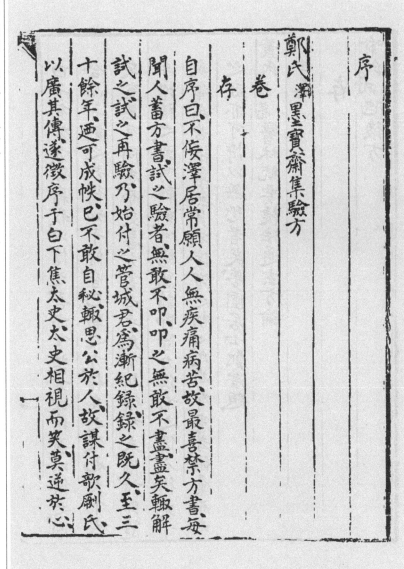

曰予有禁方願藉我以信之吾亦有禁方欲藉爾以傳之因合而并刻之共得如干條皆已驗之方精良之伎也天下大矣豈無有同志而更喜方書者乎凡有新得有未備請即隨手增補之或可轉刻可繕寫請即隨力傳布之俾人得免于疾痛病苦渠寧無負不佞澤之初心凡苟有患者循彙而求之庶亦可恃以無恐者矣夢圍居士鄭澤題

黄氏惟亮醫林統要捷法通玄方論

四卷

存

喻氏政㥁後方

一卷

存

胡氏一龍青囊至秘

十二卷

未見

羅氏周彥醫宗粹言

十四卷

存

賀萬祚序曰，纂齋羅君，蓋余老年伯聞野大中丞諸孫也，家學淵源，施於有政，復精素問難經，及諸名賢宗指，刀圭所至，

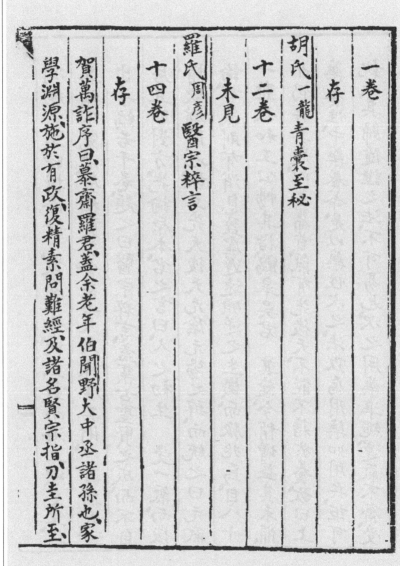

洞瘵盡平時捐俸脩　散濟宇下比三載而海上頌更生與其稱不究者聲相襲矣會邑士大夫謀廣其術以壽斯民遂出手編若干卷題之曰醫宗粹言蓋集古聖賢之成而不自居且明對方先論原本君之言曰人之初生　受一氣而後情欲漸開也故立先天後天元陰元陽之辨而統之曰元氣論有氣則有消息盈虛遲速順逆之生機而脉兆焉自八十一難叔和王公暢其指鶴皋吴君　其藴今稍增益其未備而仍存其題以著篇首氣有先後天不能不藉於養故曰上藥養性中藥養命是以藥性次之法攷爲用藥如用兵詎可執一其歸隨證之法不可易也次之用藥準繩運氣不齊受

病亦異、不替之天行、其奚以盡矣、次之以四時方論、若夫男
女長幼、以及內外科、方術雖殊、總之歸本元氣、斟酌脈理、因
時隨證、攻與　而已、故以四科備錄終焉、旨哉君之論乎、詳
而有要、簡而不遺、祖述軒岐、備　名賢、而啓祐後學者、其在
斯乎、仁術且永垂矣、蓋君幼而善病、弱不勝衣、遂業儒書、博
綜羲農、而後尊生調攝、名理有味乎文正之言、達則良相、窮
則良醫、其造命同也、自是南遊吳楚、北涉淮泗、僑寓良安者、
十餘禩、與諸名賢、家及薦紳學士、討論研究、佐以慧　投之
即響、應景從、至分符海上、醫療與政事並傳、或者方之淳于
公云、余先大王父春軒公、以　病、惕然許世子之戒、也盡去

其所學而學爲，竟爲名醫。所著有醫經大旨、明醫會要諸書，行於世。蓋亦先原本，後成方也。今得君集，竊有當於衷，綴言簡端。若夫吏治、佚録之釆風者，姑略之。君諱周彥，字德甫，號赤誠，歙縣人。

江南通志曰：羅慕菴，徽籍，移家泰州。醫不取利，其持論先調理而後湯藥。災疫流行，施藥救人，全活無算。所著有醫宗粹言四十卷，行世。

王氏師文醫學新傳

未見

蘭谿縣志曰：王子英，子師文，號敬舟，著醫學新傳。

邢氏增捷醫案心法
未見
按右見于新昌縣志、
吳氏文獻三石醫教
四十卷
未見
按右見于婺源縣志、
朱氏日輝醫學元要
未見
婺源縣志曰朱日輝字充美東源人、天性温粹篤志嗜學、於書無不讀，長於強記，後棄舉子業，專治岐黄家言，按脈審方，一以儒理爲權衡，所值多全活，邑令周天建重其名，時加幣聘，輝屢晉謁，無私請，周益禮之，尤勇於義，保先塋，繼絶祀，殯遺骸，置祭田，毅然舉行，堪爲末流針砭，不獨以刀圭擅譽也，與中翰余垣稱莫逆，垣嘗爲文美之，龍眠方中發亦賦詩貽贈，一時知名群和爲，所集有醫學元要加減十三方，試奇方，聞見録，大家文翰等書，授子瑩，瑩得其學，亦以醫名世，

加減十三方

未見

試奇方

未見

張氏用謙醫方摘元

未見

無錫縣志曰：張用謙深究朱李，著有醫方摘元。同時有徐吾元，論運氣甚精博，有醫經原旨。

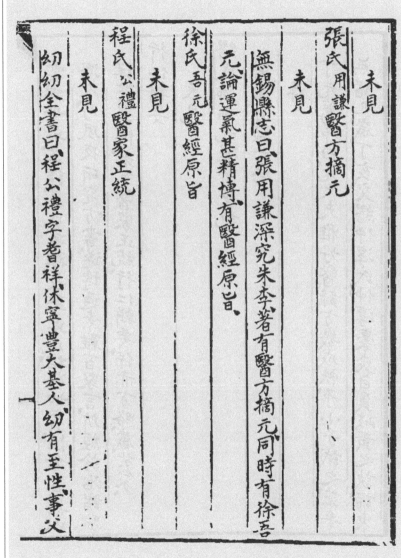

徐氏吾元醫經原旨

未見

程氏公禮醫家正統

未見

紉紉全書曰：程公禮字耆祥，休寧豐大基人。紉有至性，事父雲端母吳孝謹晨昏不離長娶吳氏相敬如賓恒念貧無以濟人乃夙夜研究方書遂博通素難百家言所經診治諸驗詳醫學傳著有醫家正統行仁輯要保赤方略藏於家

行仁輯要

未見

繆氏希雍先醒齋筆記

醫藏目録一卷

存

丁元薦序曰先大夫雅好醫録方幾成帙予小子試之茫乎無緒也歲丁亥交繆仲淳氏仲淳豪爽自負岐黄之訣諦東

垣仲景以上尤注精本草曰三墳書不傳傳者此爾遊轍不
持藥囊爲人手疏方輒奇中其所脉視及刀匕湯液與俗醫
左俗醫不能解輒謗遇險怪證數年不起或皇遽計無復之
必拱手請質繆先生仲淳往往生死人攘臂自快不索謝上
自明公卿下至卑田院乞兒直平等視故索方日益相知録
其方遞相傳試靡不奇驗仲淳一切無所恡曰顧用之何如
爾仲淳意所獨到堅執不移至俗醫相顧却走意氣閑定自
若其察脉審證四顧踟躕又甚細甚虛甚小心生平好遊緇
流細客樵叟村豎相與垂盻睞披肝膽以故蒐羅秘方甚富
然惟仲淳能衷之曰吾以脉與證試方不以方嘗病也予辛

亥賜告歸，不敢以山中餘日，漫付高枕，彙三十餘年所積方，取奇中者裁之，仲淳并録，後先醫校類而梓之，以廣其傳。竊自附古人手録方書之意云。仲淳諱希雍，海虞故家子，多僑寓所至稱寓公。癸丑春日，曲肱道人丁元薦題。

先醒齋廣筆記

四卷

存

自序曰：予既不事王矦，獨全徵尚，幽棲自遂，遠於塵累，以保天年。然無功及物，亦豈道人之懷乎？於是蒐輯醫方，精求藥道，用存利濟。隨所試効，病家藏之，好事者抄録，轉相授受，復多獲驗，先是長興丁客部長孺手集予方一冊，命之曰先醒齋筆記，梓行於世，板留巖邑，未便流通，交游中多索此書者，卒無以應，予適旅泊金沙，文學莊君歛之時時過從，請增益群方，兼采本草常用之藥，增至四百餘品，詳其修事，又增入傷寒溫病時疫治法要旨，併屬其李君嶔之鏤板流行，傳之遠邇，庶窮鄉僻邑，舟次旅邸，偶乏明醫，俾病者按方施治，以瘳疾苦，則是書或行，補於世也夫，歛之曰，善，時天啓二年，歲次壬戌仲冬既望，東吳繆希雍自序，

四庫全書提要曰，先醒齋筆記四卷，明繆希雍撰，希雍字仲淳，常熟人，明史方技傳，附見李時珍傳中，天啓中，王紹徽作

點將録，以東林諸人，分配水滸傳一百八人姓名，稱希雍爲神醫安道全，以精於醫理故也。是編初名先醒齋筆記，乃長興丁元薦取希雍所用之方，裒爲一編。希雍又增益群方，兼採本草常用之藥，增至四百餘品，又增入傷寒温病時疫治法，故曰廣筆記。希雍與張介賓同時，介賓守法度，而希雍能頗變化，介賓尚温補，而希雍頗用寒凉，亦若易水河間各爲門徑，然各有所得力。朱國禎湧幢小品，記天啓辛酉，國禎患膈病上下如分兩截，中痛甚不能支，希雍至，用蘇子五錢即止，是亦足見其技之工矣。

本草單方

十九卷

存

錢謙益序曰，繆仲淳既没數年，其著書多盛行於世，而所摘録本草單方朱黄甲乙，狼籍篋笥中，康文初莊歛之蒐討證次，窮歲月之力，而後成書，于執夌梓而傳之，於是繆氏之遺書粲然矣，仲淳以醫名世幾四十年，醫經經方兩家，浩如煙海，靡不討論貫穿，而尤精於本草之學，以謂古三墳之書，未經秦火者，獨此耳，神農本經朱字，譬之六經也，名醫增補別録朱墨錯互，譬之注疏也，本經以經之，别録以緯之，沈研鑽極，劃剥理解，神而明之，以觀會通，本草經疏之作，抉摘軒岐未發之秘東垣以来未之前聞也出其餘力集録單方剟其蹐駁搴其蕪穢其津涉生民者甚至此書成而經疏之能事始畢仲淳可以無憾于地下矣三君之功豈曰小補之哉仲淳電目戟髯如世所圖羽人劍客者譚古今國事盛敗兵家勝負風發泉湧大聲殷然欲壞墻屋酒間每慷慨謂余曰傳稱上醫醫國三代而下葛亮之醫蜀王猛之醫秦繇此其選也以宋事言之熙寧之法泥成方以致病者也元祐之政執古方以治病者也紹述之小人不診視病狀何如而強投以烏頭狼毒之劑則見其立斃而已矣予有醫國之責者今將謂何余沈吟不能對仲淳酒後耳熱仰天叫呼痛飲霑醉乃

罷。嗚呼，仲淳既老病以死，而余亦連蹇放棄，效忠州之録方書，以終殘年，因是書之刻，念亡友之墜言，爲廢書歎息者久之。仲淳諱希雍，吾里之右族也，僑居長興，後徙於金壇，老焉，葬在陽羨山中，余它日當爲文以志之。崇禎六年十二月，虞山老民錢謙益敘。

易氏思蘭醫案

一卷

存

趙氏獻可醫貫

六卷

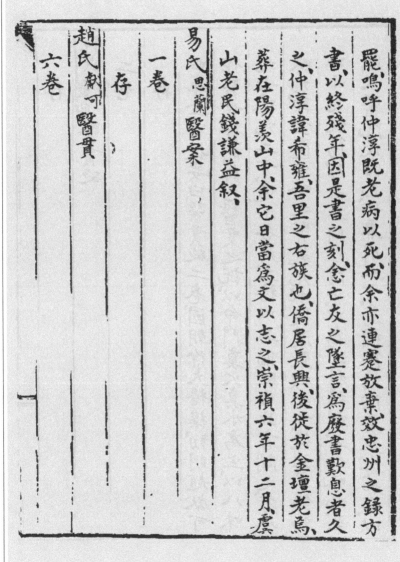

存

徐氏靈胎醫貫砭

二卷

存

四庫全書提要曰、醫貫砭二卷、國朝徐大椿撰、初明趙獻可作醫貫、發明薛己醫案之説、以命門真火真水爲主、以八味丸六味丸二方、通治各病、大椿以其偏駁作此書闢之、考八味丸、即金匱要略之腎氣丸、本後漢張機之方、後北宋錢乙以小兒純陽乃去其肉桂附子、以爲幼科補劑、名六味丸、至明太醫院使薛己、始專用二方、爲補陽補陰要藥、每加減以治諸病、其於調補虛損、未嘗無効、獻可傳其緒論、而過於主持、遂盡廢古人之經方、殆如執誠意正心、以折衝禦侮、理雖相貫、事有不行、大椿攻擊其書、不爲無理、惟詞氣過激、肆言辱詈、一字一句、索垢求瘢、亦未免有傷雅道、且獻可說不能多驗、今其書已不甚行、亦不必如是之詬爭也、

程氏雲鵬醫貫別裁

未見

程雲鵬曰、趙氏撮李薛之要、最爲直截、而措引不純、主張太過、懶漫者狹爲秘本、將欲廢棄一切、遺害匪小、余爲汰去文辭、補入諸家雜證方論、頗覺改觀、慈幼筏序

趙氏獻可二本一例

未見

桉右見于鄞縣志、

王氏化貞普門醫品

四十八卷

存

凡例曰、是書之刻、始於本草綱目、故各門之方、出于本草者、十之七八、不足則旁掇諸名家之方以益之、其有病、而本草無方者、補以名醫所録、及諸驗方、以成全書、

四庫全書提要曰、普門醫品四十八卷、附醫品補遺四卷、明

王化貞撰化貞字肖乾諸城人萬曆癸丑進士官至僉都御史巡撫遼東以僨事伏誅事蹟附見熊廷弼傳是編摘採録本草綱目諸方參以諸家論述詳列病證分類彙編每門冠以總論但有證候而不載診法其凡例謂是書爲不知醫者設然望聞問切猶或審證未真用藥多舛況舍脈而論方則虚實寒熱之相似者其誤必多執影響之見而苟冀一效其貽誤封疆亦此學問矣

普門醫品補遺

四卷

存

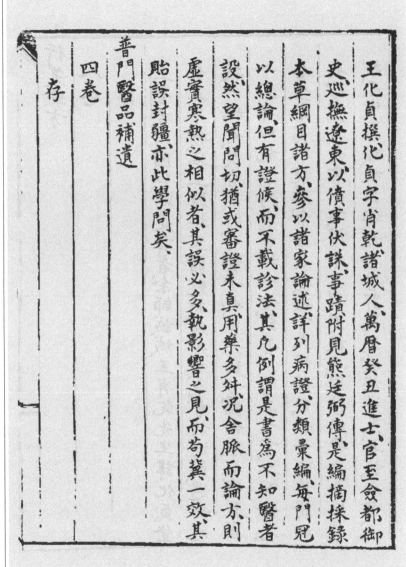

行笈驗方

八卷

存

王夢吉傳因曰、輯是書者、余師誠城王肖乾先生諱化貞、登癸丑甲榜、爲三韓撫軍、弱冠時、病瘵幾危、曾於途間、遇黄冠授一秘冊、焚香開睇、乃醫方也、由是病愈、師切感之、後歷宦十年、每以施濟爲事、曾捐千金、刻普門醫品一書、二百餘卷、養生家貧不能購、余在長安、每言大煩、師曰、我今返博歸約矣、乃盡出是書以示、謂余及門周旋久、因抄以授余、余雖拜抄、而實未諳、旋出都、走秦晉郢楚間、逆旅遘疾、每試立愈、人亦向余索治、無不藉藉稱善、比年幾半百、艱于得嗣、因向藥王立願、以足三萬爲緣、十餘年來盡力彈施、纔及萬數、連舉子三、昕夕焚頂彼蒼、亦謂不負余之志矣、邇來家計日蹙、藥品較昂、力難再繼、有友謂余曰、願力易盡也、盍出枕秘、以廣其傳、使天下知而驗之、不第滿子三萬願、功且等恒河沙矣、余遂簡書、得四百餘葉、因以授之梓、

李氏中梓頤生微論

明志十卷

未見

删補頤生微論

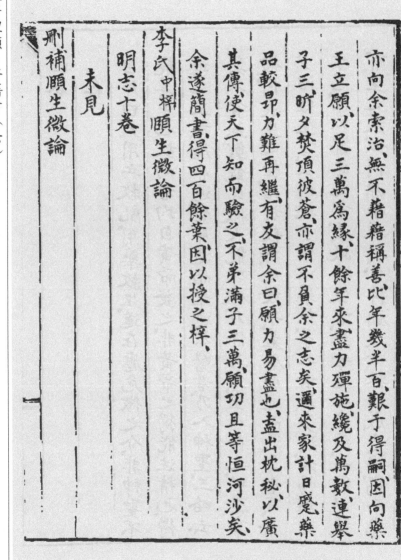

四卷

存

自序曰夫用兵救亂用藥救生道在應危微之介非神聖不能善中也故兩者均自黃帝發之非黃帝之獨能注精也得道之至者靡弗通靡弗通而兼通於醫者乃入神聖三略云莫不貪強鮮能守微人能守微乃保其生聖人存之以應事機何長生之學偕於殺機之發乎蓋靡弗通而通焉者耳余少治經生言及兩親子俱以藥誤予又蚤歲多痾始惕然迫于思而以鄒魯之業兼岐黃家言藥世道之受病而因以通有生之疾似同源而流矣自神廟戊午採輯成是編鐫而懸

之肆、乃翁然徧走天下、嗣後非不究天人、參禪玄、詢國政、未甘擅專門學、而携乃挾持扶、以請一刀圭者、日且相迫、三吳中遂以長沙氏目相之、予豈敢云靡弗通、而通于是、抑亦相迫而漸至使然者耶、今二十五年以來、不無少進階級、思一再訂、期絲毫不有誤後世、而未可輕與語也、庚辰秋、吳門沈子朗仲翩然來歸、一握手而莫逆於心、端凝厚蓄、慷慨浩直、而不漫齒頰、截然載道之偉器、與語移且暮、鮮弗神領靈樞諸經典、了然會大意、投藥中竅、砉然如庖丁游刃、豈特曰吾道西矣、而邈然弗可量已、于是相與辨幾微、參益損、躋顛極、破偏拘、皇皇登于大道、以俟百世可以畫一、則庶幾其快我隱謝我過爲嗟乎吾道之不孤其有賴于朗仲也乎因再付之剞劂與同事諸君更一改觀儻云知青于藍雖釋其舊本可也已崇禎壬午四月華亭李中梓書

四庫全書提要曰刪補頤生微論四卷明李中梓撰中梓字士材華亭人是編初纂定於萬曆戊午已刋版行世崇禎壬午又因舊自訂之勒爲此編凡二十四篇曰三奇曰醫宗曰先天曰後天曰辨妄曰審象曰宣藥曰運氣曰藏府曰别證曰四要曰化源曰知機曰明治曰風土曰虗癆曰邪崇曰傷寒曰廣嗣曰婦科曰藥性曰醫方曰醫藥曰感應門類頗爲冗雜三奇論中兼及道書修煉如去三尸行呵吸等法皆非

醫家本術也、

醫宗必讀

十卷

存

自序曰、余惟文人之舌、思若泉湧、詞若藻發、可以鞭雷驅電、繡虎雕龍、縱其才之所之、而無所不極、若夫醫宗則不然、呼吸存亡之變、埒於行師、轉盼補救之功、同於澍雨、雖有懸河之口、驚筵之句、固不如本情性考墳索、率典常以揆方、神化以通微之爲得也、且書以詔來茲、言之當則爲濟世之航、不當即爲殃民之刄、自非研機循理、宏採約收、曷能抉神聖之

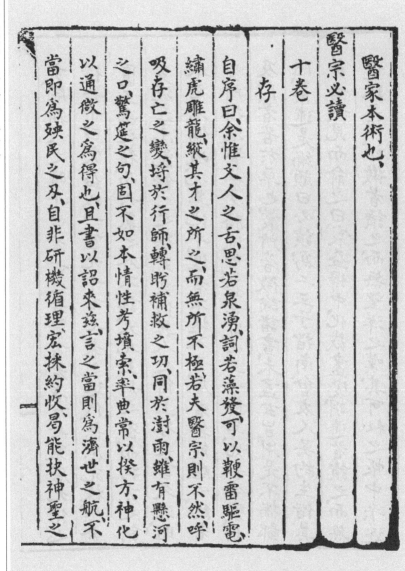

玄開斯人之瞶乎嘗考古之著醫書者漢有七家唐九倍之得六十四宋益以一百九十有七兼之近代無慮充棟然金匱玉函之精而六氣之外不詳天元玉冊之密而拘方之詞多泥孝忠亂錢乙之撰完素假異人之傳上谷之書久湮睢水之法偏峻況其他乎俚者不堪入目膚者無能醒心約者多所掛漏繁者不勝流覽余究心三十餘年始知合變而及門者苦於阜也曩所著徵論諸書未盡玄旨用是不揣鄙陋纂述是編顏曰必讀爲二三子指南會友人吳約生偕其弟君如見而俞之曰嘻益得中化裁盡變明通者讀之而無遺珠之恨初機者讀之而無望洋之嘆其可秘之帳中乎遂

捐貲以付之剞劂，而嘉惠學者以亟讀。余曰：讀書之難，難在輪扁之説，齊桓也。不疾不徐，有數存乎其間。余之爲此書也，僅爲渡河之筏耳。若夫循其糟粕，悟其神理，默而成之，存乎心解。余不能喻諸人，人亦不能得之于余。讀是書者，無輪扁所笑則幾矣。友人聞而俞之，而命余弁其首。崇禎丁丑春仲，李中梓識。

蕭京曰：李士材諱中梓，其先人官吏科，君亦明經，薄仕而隱于醫。博洽洞曉，具有絶識。閲其所刻醫宗必讀，僅五册，詞簡而明，法精以詳，尤爲當世正法眼。余婆心熱腸，每欲遠訪參印疑義，苦爲兵戈梗道，有志未遂，俟之他日耳。（軒岐救正論）

病機沙篆

二卷

存

沈氏士逸　翌世元機

未見

浙江通志曰：沈士逸字逸真，仁和人，善醫知名，少時嘗獻書經略邢公，奇之，置爲裨將，令督兵海上，以功爲遊洋將軍，已父祖相繼没，母孀弟幼，遂絶意疆場，奉母瀟灑，而崖日落，乃發篋讀禁方，盡得要祕，數年名大起，日造請者數十百家，全活不可勝數，既老，搆園池，多樹竹木，種菱芡，日抱琴書坐卧其中賢士大夫，軒車致門，多不時出，而以疾來者，則率爾命駕，無問近遠，年六十有六，病瘇卒，所著海外紀聞、翌世元機、清乘簡園集，若干卷，

王氏大德是病總覽緊要真方或題百發百中萬病回春緊要真方

七卷

存

張氏文介醫要見證秘傳

三卷

未見

亡名氏虛實辨疑示兒仙方

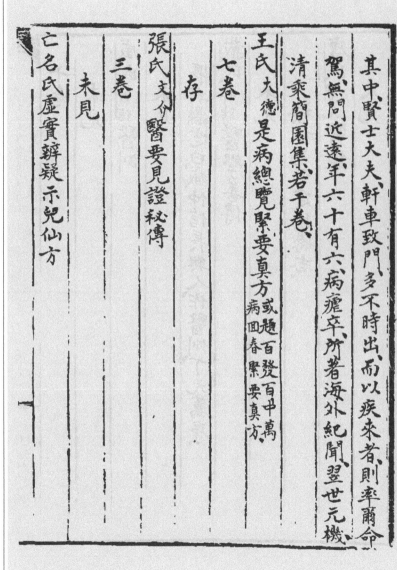

十卷

未見

臧氏仲信醫例

未見

長興縣志曰臧仲信長興人作醫例丁元薦序

戴氏邦聘醫學善傳

未見

按右見于建德縣志

唐氏守元醫鑑

未見

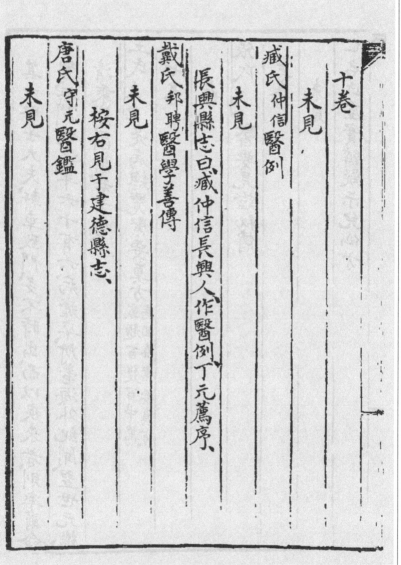

平湖縣志曰、唐守元號吾春、璜溪人、贅於陸、因傳其業、一婦人偶食羊聞呼、未及吞而應、逾月病發淹及兩年、守元曰、此必胷有宿物、家人曰、兩年不食矣、曰、試以我藥投之、既而吐瘀塊、中裹羊肉一臠、遂愈、又祝氏兒患痘遍身血迸無罅、守元搗藥塗其身、摻藥鋪裀褥上、捲起倒豎牀前、合家駭啼、叱曰、若輩勿啼、此名蛇殼痘、氣必用逆、乃得脱、而已皮膚解裂如蛇脱然、遂愈、新帶顧氏男痘後目瞽、守元曰、惜我見之晚當先開一目、三年俱復明、果驗、醫鑑醫林繩墨後金鏡録皆其手輯

醫林繩墨

未見

張氏柏醫案

未見

蘭谿縣志曰、張柏字世茂、原歙人、祖遷於蘭、少習博士業、已而以父病瘖久、遂棄而讀內經本草群書、從事於醫、延治多驗、大概主參朮補法、而隨時定方、父病得延暮年、而醫道著行矣、爲人長者、不厚責報、人以病請、即夜十數起、弗辭、事親有禮、撫弟姪友愛、分給田宅、有古人風、診脈斷疾生死深淺、輒有奇驗、平生所著、有醫案、

馮氏可衆妙仙方

未見

自序畧曰、往不佞居里、鄒爾瞻氏自白下以簡便方遺之曰、願以是廣仁術也、不佞拜受而笥藏之。已居粵涪陵、方伯文公又惠救急易方、用藥所苦罔不瘳、是年兩粵間、沴大發、懷溷腐濁之氣、中人膚也、往往致濕造熱、令人內若結轖、而外若被醒、先後斃者幾、以澤量、櫬積如基矣、中丞廣陵公亶指南昌涂公憂之、命有司給糈給餌、罔不左顧、粵俗爭尚鬼、病則傾橐事禬禳、不急醫、即醫亦多耳學臆斷、不程方、無論內經靈樞、玉函金匱與桐君所録、雷公所記、莫之探、即近代劉朱數家所銓綜者、亦瞢不識爲何物、民不幸爲二豎所虐、六賊所侵、不以其身委於茫寐不可測之神、則以其身試於庸下不可托之醫、其能成三折而起一匕者、何幾哉、不佞往以童子侍先廷尉、得案上一帙、嘗操以自衛、茲復參以二書、薈蕞成集、僉粤無良醫、不敢秘也、謀付諸剞氏、廣其傳、命曰衆妙仙方、蘘先名也、馮元成選集

蔣氏宗憺 慈濟易簡方

未見

按右見于浙江通志、

秦氏昌遇 大方折衷

未見

松江府志曰、秦昌遇字景明、上海人、天資警敏、少善病、因遂學醫、治嬰兒疾稱神、已而徧通方脈、不由師授、妙悟入微、嘗行村落、見婦人淅米、使從者挑怒之、婦人忿詬、昌遇語其家人曰、若婦痘且發、當不治、吾激其盛氣、使毒發肝部耳口下、春時應見於某處、吾且止、是爲汝活之、及暮如其言、乞藥而愈、青浦林氏子年方壯、昌遇視之曰、明年必病瘵、三歲死、明年疾作、踰兩春竟死、昌遇所尅時日皆不爽、其或病至沈篤、時師張口眙目、昌遇投劑能立起、名動四方、往來無寧晷、然未嘗自多、嘗謂法當死者、雖盧扁不能爲、苟有生理、勿自我死之可矣、爲人瀟灑自適、預知死期、年六十餘卒、所著大方、幼科、痘疹折衷，行於世。

醫籍考卷六十一

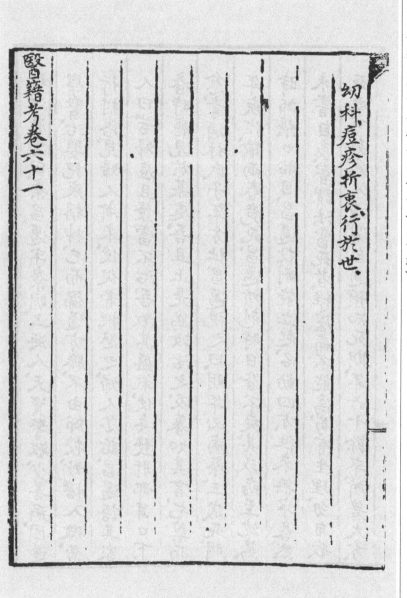

醫籍考卷六十二

東都　丹波元胤紹翁　編

方論四十

黄氏承昊折肱漫録

七卷明志作六卷、

存

自小引曰、古人云、不爲良相、則爲良醫、意在濟世也、予少年病羸、黴纏一二十年、備嘗諸苦、少不知醫、多誤藥、苦廼彌甚、當茹荼時、苦極而悔、悔極而恨、惝怳恮憏、幾瀕於死、私自矢曰、吾病得愈、吾年得老、必揭此以告同患者、使毋蹈予之覆

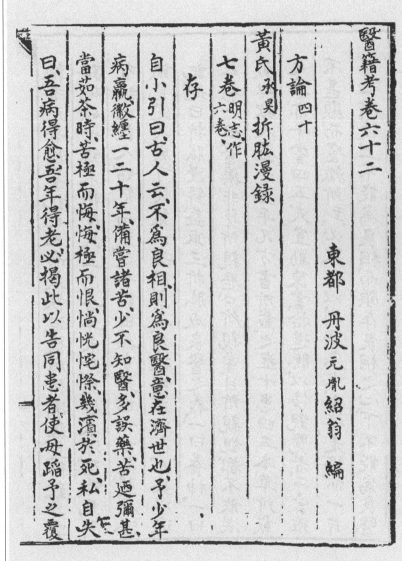

轍，有所苦隨筆記之，久而成帙。迨後病得漸瘥，更得致身雲路，碌碌世緣，未暇問此。且念吾年未老，閱歷未深，恐識見尚有誤，以誤人，姑笥而藏之。今歸田無事，年已六十矣，閱歷深，識見定矣，庶可災梨以告同患乎。乃捜故簏所存，而益以近記，題曰折肱漫録，蓋取三折肱成良醫之義。一曰養神，一曰養形，一曰醫藥，非身所親歷，口所親嘗，目所親覩，都不敢混載以欺人。蓋予生平凡方書所載之症，十患四五，本草所載之藥，亦十嘗四五矣，豈勤陳言拾道聽，以侈觀覽者。予官雖不甚顯，而宦轍所至，必孜孜以利濟爲事。今梓是編，亦一片婆心所使。上不能爲良相，而頗存良相之心；下不能爲良醫

而畧明良醫之道云爾、崇正乙亥菊月朏、樂白道人黄承昊

題於樂白軒、

程永培跋曰、黄履素前明萬歷丙辰進士、幼而賦質虚弱、年至七十餘歲、自云藥品十嘗四五、則一生無日不在病中矣、有妄投峻劑、爲醫誤者、有調理不善、而自誤者、歷驗親切、遂著折肱漫録一書、一則曰養神篇、一則曰養形篇、一則曰醫藥篇、其意是惕病者之鑑戒、原非爲醫家立説也、曾收入杏林法海書目中、蓋欲醫與病者、皆不可粗忽也、况存中有五難之説、此非二難乎、如陰虧質弱之人、或一流覽、則病情不致於固結、醫藥不致於輕試、則此書之功、亦不淺矣、但養神

篇雖所採皆子史傍及釋道，其説頗雜，莫如案頭置鶴林玉露等書更勝矣，故不刊木。乾隆五十九年三月，古吴瘦樵程永培跋于紫藤花下讀書軒。

四庫全書提要曰：《折肱漫録》六卷，明黄承昊撰。承昊字履素，號闇齋，秀水人，黄洪憲之子也。萬歷丙辰進士，官至福建按察使。承昊體羸善病，因參究醫理，疏其所得，以著是書。分養神、養氣、醫藥三門。其論專主於補益，未免一偏。

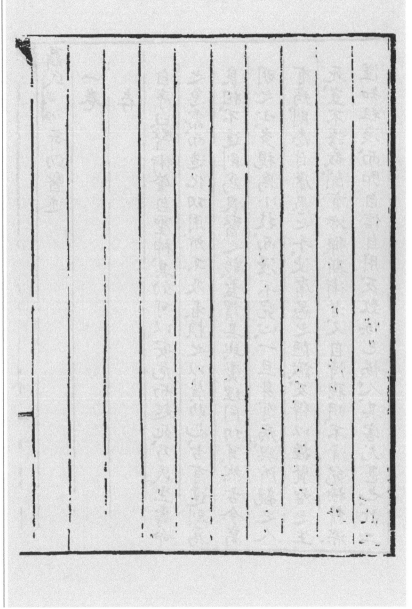

聶氏尚恒　奇效醫述

一卷

存

自序曰：醫術肇自聖神，其效可以安危而起死，乃民生壽命之急需，而造化功用所不及者，賴之以贊助也。古有達則爲良相，不達則爲良醫之語，蓋謂其與燮理同功耳。然古今高明之士，多視爲小技，而漫不究心，一旦身有病，與所親之人有病，則悉付庸愚之手，使庸愚之陋識，反得以握賢智之生死，豈不謬哉。聞有涉獵斯術者，又自恃聰明，不肯究極精深，僅知粗淺，而即自信自用，反致悞己悞人，其害尤甚也。比二者古今之通弊余嘗鑒之而思爲身計又思爲身所親者計是以究心於斯術數十年來博取而精研之深思而透悟之自覺有入於神妙者因病製方不膠于古方得心應手不拘於成說其初聊以自爲久而有知信者以軀命來托不論親疎貴賤皆盡心爲之調治是以每每取効而其効又多奇也然何以奇凡病有易治者皆求治于時醫不求余治也其有病危難治時醫束手者然後求救於予余不計其危而治之十嘗治其八九與尋常功効不同此其所以奇也或有一二不治者則病已在膏肓而入骨髓扁鵲望之而走耳然余且爲之委曲求生至於必無生意而後已豈忍爲扁鵲之走乎

余歸休頗有暇日，因取從前醫而効，効而奇，詳述而録之，病情與治法俱備，令人可對勘也，俾覽者咸知某病已危，用某藥得宜而獲安，某病瀕死，用某藥中竅而廻生，庶令後之病證有相類者，可以觸類而通，合宜而用，則於天下後世之疾苦沈痾，未必無裨也。此余刻醫述意也。兹刻僅録其往者，而來者猶可以續刻，用是引諸其首。旹萬歷丙辰秋仲之吉，前知福建汀洲府寧化縣事清江久吾聶尚恒識

醫學彙函

十三卷

存

鄒氏元標仁文書院集驗方

七卷

存

引曰是書凡四種，其一爲飯江李司馬親驗方，其一爲麻城劉司馬彰賜堂集方，其一爲焦翰撰墨寶齋集方，其一予所得賀大學所集海上奇方，侍御孫公刻以傳者，蓋諸公卿家奇人奇書多有，故足述也。是書大者如瓊林武庫，無所不載，單者如以短兵接戰，取勝在人自擇不耳。間常窺世之病道多涂，而不病病之方寡，方及寡，又多庸醫，虛實陰陽罔辨，立置人死地者，實可哀憐。予力既不能濟人之生，又不忍視人

之死故托朱君侯仁者以廣傳因憶古人杜門集方良有以也泰昌元年菊月吉旦吉水鄒元標

馮嘉會序曰聞之醫者意也然則自軒岐來所博取于洪纖而詳研于臟腑者盡意之云乎夫天下意與法原自相持意緣法以行而後馭之精法傳意以出而後垂之永凡事皆然不獨醫已若不措法内之意而第騁意外之法以之應事未有不績墮而以之用藥未有不人費者今庸醫輩病政坐此余每謂天地好生民生實難世無善意之醫醫無可守之法譸張就縈纍纍而是思欲掇拾諸方傳布宇内以爲調燮之大端所不可廢者而苦無善本會余當撫大梁大中丞南泉

鄒公以所彙仁文書院方見示，余欣受而梓之，以廣公志。時毘陵段生以儒術工醫，從余使院，復取其肘後一冊附于後。噫，是刻也，鄒公所輯凡四種，余一種，法大畧具是矣。亦俟夫善意者之取筏焉，而勿茀曰醫行意也。天啓二年桂月吉旦，瀛海馮嘉會書。

盧氏復芷園覆餘

一卷

存

題詞曰：覆餘原名病釁，辛亥病中，六月風雨之夕，偶拈者，皆平日見聞及一二自得語，期就正有道而未逮也。癸丑刻金

鋟釋文暇將檢校授剞劂不意爲門人覆瓿矣僅從瓿上得數葉聊付刻以意予就正之志因名覆餘癸丑仲夏自記

錢塘縣志曰盧復字不遠習岐黄兼通大乘與子之頤善療奇疾凡尸蹷迴風投劑無不立愈

芷園臆草勘方

一卷

存

題詞曰甲午學醫讀諸方括頭昏心塞求解不能及見醫方致如兒方嘗甘草喜不自勝久之轉增懊悶閱素杜論仲景方有省信手拈弄一二則興盡且止雖披瀝肺肝多憨折襪

呈似博識、少佐解頤、壬戌長至日自記、

芷園臆草存案

一卷

存

題詞曰、辛酉病間、出寄紫芝禪室、憶自疾作案、它日反覆展視、似覺有啓于中、因思廿年作醫、其昭著人耳目、真實得意處、頗有限量、因隨記數則、其望古人一着不虛、豈不愧殺、普請博識大方、洞察一生敗闕、癸亥夏孟自記、

曹氏秉鉉杏園醫案

未見

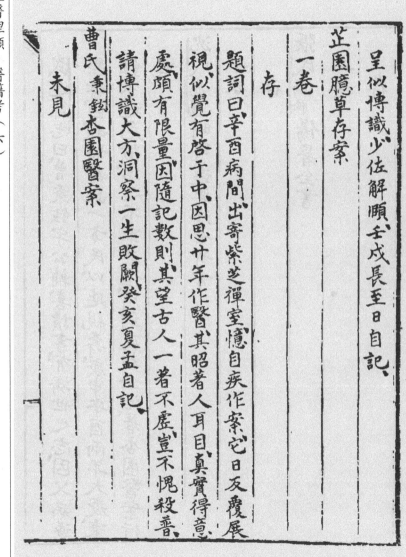

武進縣志曰：曹秉鉉，字公輔，喜讀書，有濟世之志。因父病遂學醫，曰：我姑壽此一方民，以延親壽。庚申、辛酉兩年大疫，秉鉉不避危險治之，不取其值，所到處賴全活。著杏園醫案行世。

沈氏應暘明醫選要濟世奇方

十卷

存

張氏鶴騰傷暑全書

二卷

存

自序曰夫醫九流一技也而囬夭札與安樂躋壽域而補造物之不逮厥功博已顧五行在手則夭可延陰陽未分則延者促已審之在跬步而適之則燕越可畏哉寒暑均天地之厲氣傷寒傷暑二病均厲氣之能生殺人者素問因寒因暑之説昭昭爲萬世的顧傷寒書創自張長沙詳於朱南陽也反覆精析於陶節菴其全書若眉列然學者類能據籍按方而施治故往往取効若傷暑一證醫書止勒小欵中世皆忽之一遇是證率目爲傷寒以發散等劑投之間加衣被取汗甚灸以致傷生者累累不悟可不悲歟予諸生時萬歷戊子夏患茲證勢極氣索瞀然自憒庸醫以爲脾胃内傷或以爲

勞役中折，幾不自持，徽醫汪韞石適在旁，蹙然曰：心煩面垢，此暑證也，何多指聞之皆駭其名，予於瞀中微解，依之服益元散二劑而蘇，仍調以加味香薷飲，數劑而愈。遂著傷寒傷暑辯一篇，刊於暑月，印布兼施藥餌，其捷効若谷響，乃發願搜羅群書，著爲全帙，以濟世，懼閱歷未久，不中窾期，五十以後，方就筆研。戊申自計部以目恙請告，杜門靜攝，得畢志於性命黄老諸家，昕夕矻矻，無逸晷暇，即焚香兀坐，間入圜內視，百日不倦，目愈。後至天啓壬戌，感仙師教，就筆研，按古諸名家，參攷編集而成帙，拮据十餘載，約二萬餘千言，分爲上下兩卷，議論皆常語，不敢鉤深，以便醫家覽解，方多遵古無宅奇宜證則靈蔌粟豈珍惜而食其時百骸理宜也要在於燕越岐路處着力耳平高貢除妬忌澄心察理審證投咀醫之上計乎寧獨醫人一心耳虛與實相反拗與圓相仇古今成敗之大關也秉國成者與謀國計者身係社稷安危操萬姓命脈虛心圓智蓋可忽乎哉予因醫而廣其說天啓三年歲次癸亥孟夏朔旦賜進士出身奉政大夫戶部陝西司郎中潁郡張鶴騰撰

吳偉業曰潁州之難副使張公鶴騰罵賊死綏寇細畧補遺

李氏盛春病機要旨

一卷

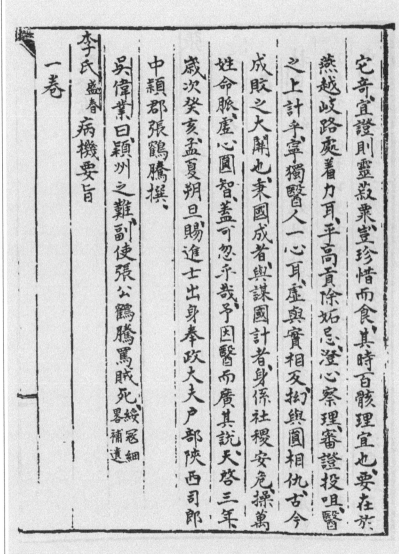

存

治雜證驗方研悦

一卷

存

張氏介賓景岳全書

六十四卷

存

林日蔚紀畧曰先外祖張景岳公名介賓字會卿先世居四川綿竹縣明初以軍功世授紹興衛指揮卜室郡城會稽之東生穎異讀書不屑章句韜鈐軒岐之學尤所淹貫壯歲遊

燕冀間、從戎幕府、出榆關、履碣石、經鳳城、渡鴨綠、居數年、無所就、親益老、家益貧、翻然而歸、功名壯志、消磨殆盡、盡棄所學、而肆力於軒岐、探隱研神、醫日進、名日彰、時人比之仲景東垣云、苦志編纂內經、窮年縷析、彙成類經若干卷、問世、世奉為金匱玉函者久矣、全書者、博採前人之精義、考驗得之玄微、以自成一家之書、首傳忠錄、統論陰陽六氣、先賢可否、凡三卷、次脉神章、擇諸家珍要精髓、以測病情、凡二卷、著傷寒為典、雜證為謨、婦人為規、小兒為則、痘疹為詮、外科為鈐、凡四十卷、採藥味三百種、人參附子熟地大黃為藥中四維、更推參地為良相、黃附為良將、凡二卷、創藥方分八陣、曰補、曰和、曰寒、曰熱、曰固、曰因、曰攻、曰散，名新方八陣，凡四十卷、集古方分八陣，名古方八陣，凡八卷、別輯婦人、小兒、痘疹、外科方，總皆出入古今八陣，以神其用，凡四卷，共六十四卷、名景岳全書、是書也、繼往開來，功豈小補哉、以兵法部署方畧者、古人用藥如用兵也、或云、公生平善韜鈐、不得遂其幼學壯行之志、而寓意于醫、以發洩其五花八門之奇、余曰：此蓋有天焉、特老其才，救世而接醫統之精，傳造物之意、夫豈其微歟、是編成于晚年，力不能梓、授先君，先君復授日蔚、余何人斯，而能繼先人之遺志哉、是歲庚辰、携走粤東，告方伯魯公、公曰：此濟世慈航也、天下之寶，當與天下共之、捐俸付剞

剞劂數月工竣，不肖得藉慰先人，以慰先外祖於九原，先外
祖可不朽矣。外孫林日蔚汝輝敬跋
四庫全書提要曰：景岳全書六十四卷，明張介賓撰。是書首
爲傳忠錄三卷，統論陰陽六氣及前人得失。次脈神草三卷，
錄診家要語。次爲傷寒典、雜證謨、婦人規、小兒則、痘疹詮、外
科鈐，凡四十一卷。又本草正二卷，採藥味三百種，以人參、附
子、熟地、大黄爲藥中四維，更椎人參、地黄爲良相，大黄、附子
爲良將。次新方二卷，古方九卷，皆分八陣，曰補、曰和、曰寒、曰
熱、曰固、曰因、曰攻、曰散。又別輯婦人、小兒、痘疹、外科方四卷，
終焉。其命名皆沿明末纖佻之習，至以傷寒爲典、雜證爲謨，

既僭經名，且不符字義，尤爲乖謬。其持論則謂金元以來，河間劉守真立諸病皆屬於火之論，丹溪朱震亨立陽有餘陰不足及陰虛火動之論，後人拘守成方，不能審求虛實，寒涼攻伐，動輒貽害，是以救力其偏，謂人之生氣以陽爲主，難得而易失者惟陽，既失而難復者亦惟陽，因專以溫補爲宗，頗足以糾鹵莽滅裂之弊，於醫術不爲無功。至於沿其說者，不察證候之標本，不究氣血之盛衰，概補概溫，謂之王道，不知誤施參桂，亦足戕人，則矯枉過直，其失與寒涼攻伐等矣。大抵病情萬變，不主一途，用藥者從病之宜，亦難拘一格。必欲先立一宗旨以統括諸治，未有不至於偏者。元許衡《魯齋集》

有論梁寬甫病證書曰近世諸醫有主易州張氏者有主河間劉氏者張氏用藥依準四時陰陽而增損之正內經四氣調神之義醫而不知此妄行也劉氏用藥務在推陳致新不使少有怫鬱正造化新新不停之義醫而不知此無術也然而主張氏者或未盡張氏之妙則瞑眩之劑終不敢投至失幾後時而不救者多矣主劉氏者或未悉劉氏之蘊則劫効目前陰損正氣貽禍於後日者多矣能用二家之長而無二家之弊則治庶幾乎其言至為明切夫扶陽抑陰天之道也然陰之極至於龍戰陽之極至於亢龍使六陰盛於坤而一陽不生於復則造化息矣使六陽盛於乾而一陰不生於姤

則造化亦息矣。素問曰亢則害，承乃制。聖人立訓，其義至精。知陰陽不可偏重，攻補不可偏廢，庶乎不至除一弊而生一弊也。

劉氏奎景岳全書節文

未見

按右見于劉嗣宗温疫論類編序。

張氏介賓質疑録

一卷

存

題詞曰：醫道肇于軒岐，而著書立言，以發明之者，莫如張劉李朱爲最以至陶王陳薛各有闡述然亦有不能無弊者如一言之謬戾每遺禍于後人是不得不取而辨論之以正其失非敢妄訾乎前賢也將以爲質疑之一助云爾

程氏崙醫桉

五卷

存

自序曰予先世尚文藝廣購異書迨大父光祿公築園求志益置藏書之所于時若黃五嶽沈石田文衡山方寒溪及海内諸名士相率爲之題詠而豐考功南隅記之從大父方伯蘿山公留心墳典其宦遊東浙西滇南閩北代所至肆力蒐

索，多獲異本，大父或爲中分，或録其副，度閣中纍然，籤壓幾埒二酉，鄴架無論矣。予生不辰，既不獲侍我大父，又不幸甫四齡而失我先君，母氏慈愛，不令儕伍羣兒，比就外傅，亦不令接遇賓客，見人輒面頳口訥，惟誦讀課文是務，長而有知，稍遍閲諸子史及輿圖方外諸書，下帷篝燈，夜以繼日，即愚鈍無得，而向廷彌勤，弱冠病失血，然不輟讀也，已而日嘔數升，甚至口與鼻俱出，體幾殆，於是遵母氏命，釋博士業，巳并一切典籍束高閣，日坐虚室，撿藥裹而已，體遂稍稍復，顧飲啄之餘，無所事事，間對岐黄養生家言，輒有當於心，復自惟弱體不任讀父書，籍令腐同草木，生奚貴焉。昔人良相良醫之言若將爲予勗者乃發篋盡得素問難經及越人仲景元化叔和巢氏滑氏東垣河間丹溪諸名家所論著暨歷代本草讀之悉務究其根宗會其枝葉其有不得者思之至忘寢食緣是頗知自衛居七載而疾有瘳户外就醫之屨恒滿及毋氏歿始負笈以遊初三吳既三楚既梁宋再後燕趙齊魯雲中上谷樂浪玄菟足跡半天下前後幾二十載而燕爲最久所至辱公卿折節友朋納交雖固陋乏聲稱而刀圭之役苟幸免過其間或擴古人之秘或剖近代之疑或集衆思或信己意不必標奇要於對證不必循軌要於奏功於心得而驗者役不律而藏之篋笥然倥偬遺忘者不下十之六七丁

巳冬，武選夷庚方君來京，携其伯兄天衢君書，索予曩所集傷寒雜證等書，付剞劂以廣其傳。嗟乎！仁人用心，固是宜以汲汲，第予井蛙夏蟲，不爲藏拙，抑亦以宋人不值周客，恐其什襲燕石，以終身乎？用是姑出舊所録藏百有餘條，傚昔人題曰醫按，求政大方，倘徼靈既得彈射斧斤之不棄，庶幾入郢斵，而就準繩，則長公之大造乎哉！所集傷寒雜證，雖僅窺一斑，茲當牛馬逐逐，未獲完帙，請俟異日。如謂予不能讀祖父書，而借此薄技以自解免，則予愧汗欲死，何敢言病，又何敢言醫。旹天啓元年春正月，

盧氏明銓一萬社草

十二卷

存

堵顏序曰夫醫與政通政除害以致理醫伐邪以葆真其持危極仆而躋諸生養安全功相埒也歲甲子余拜命來守湖當妖訌之變群情驚擾而熯澇頻仍苦饑者又苦瘧癘幾不能保有其生余觸目惻心援竭蹷以荒政屬諸邑長吏百方調劑復剏建藥局屬盧生明銓金生德生陸生士龍董其事蓋三生精於醫民可倚以爲命也未幾余亦步禱郊圻病瘧中州人嬰此一疾遂憊余之從政無乃淪於拙乎然身憊而民安余固毋之竟藉三生在得無恙因神其術并欲叩其蘊

則盧生以一萬社艸進、盍生與金生陸生輩諸同志相社集、虛懷共質發明醫理、以詔後來、茲者公餘覽之、於治驗示已試之規、於箴砭嚴未疾之戒、於疑問致辨晰之詳、於運氣闡司天之奥而俚言、近而易明、食物、切而宜慎、册方、簡而效捷究之則守一畢萬、其要旨也、承學習之衍其傳、侄子倚之續其命、功在生人、詎曰小補、藉令盧生即神聖工功、擅絕於時、而不有是草以詔後、後何述焉、余於是深有當於心也、顧尤有感焉、今茲天時歲會、各愆其度、閭閻空匱、豪猾萌生、譬人色澤膚革無異平時、而精已消亡、倉扁望之、投鍼砭是已、當事者審因革酌疾徐、補瀉標本、稍稍轉呻吟而闓澤、易慝惡、而善良若垂絶之夫，一旦得醫診視攝理，遂使元氣漸復，日履和豫，良亦足快，而繼此者能常保乎？余因民致疾，復因疾念民，故於此特惓惓也。深願集同志者，相與共成治譜，偕此艸並傳，而以奏計行矣，乃述其意於簡端，見醫與政通，而上醫醫國，期共勗云。

錢氏國賓備急良方

一卷

存

舒氏元貴醫方啓蒙

十五卷

存

孫氏志宏簡明醫彀

八卷

存

自序曰：蓋聞吾儒民物胞與，痌瘝乃身，雖醫藝乎，依仁者所必游，以弘聖賢之德業，徹性命之淵微。然而醫之人與醫之書鈞重而弗可偏廢。世專托命於人，不窺其書，其失非尠。夫古醫精者，謂身所豎有盡，書所詒無窮，故各以其所得筆諸書，政欲令天下萬世人人得而讀焉，以偕脫凶疾之極，而綏壽康之福，豈徒為業醫者訓乎哉！第書緒紛遝，猝難領會，間有纂本輙多挂漏，或門類未備，或寘方而不疏病源，不析致病異同，或未經信驗，或方論未盡協古，皆於濟世不能無憾。先君桂巖翁嘗擬精輯一書行世，非徒欲醫者歸博於約，兼慮遊宦行商及僻居貧寠，倉卒感疾，延醫不給，顛連罔措者，俾得傚書修捄，坐收良醫之功。厥志懇懇而未竟，不佞宏幼業制舉，長乃顓醫，迄今五十餘載，恒以所佩庭訓及所驗心得，視人疾懍懍，勿敢憑臆，勿敢徇俗，一摹古人成法，遂興念纘緒，并鼎夙願，蒐網古今群書，反復演互，幾換星霜，始成斯集。卷首先弁一十六篇，述修德砥行、尊生慎疾之要及醫藥得失、喫緊之綱，其次門類臚方，必溯致病所由與其同異，確有徵信程古而不私掇博采而不偶執務宣先人救世之懷裒彌彰于人心目間即諳閱之久而於載籍外別有證悟可補往哲未發者亦必公諸世毋敢私秘其書備而不冗約而不漏義類淺顯人人可解若射必有彀故命曰簡明醫彀云人人宜手一冊晨夕覽繹以為未然之防偶或遘疾有醫則可據以參同無醫亦可恃以弭患既免受誤於衰見復能默契於名手提取守約之益浸為淹博之階可以自利可以利人寧直天涯遊旅之寶函寔亦家居衛生之靈銓也可謾曰吾疾自有醫之人在而書可閣弗窺耶則古所稱為人子者不可不知其謂之何夫開卷有益非醫者尚爾而醫者益可

知矣、嗟乎弗自欺、乃能孚世、惟自慎、乃能益人、幼誦孔子、已知斯人徒與、迨歸竺教、逾覺同體親切、我人苦樂瘵痾、胡忍二親、即於此道、未敢自謂入微、其或不慎、以欺世、寔未有也、神而明之、存乎其人、踵事增華、俟後之君子、崇禎已巳陽生日、武林孫志宏序、

鍾祖保序畧曰、孫君名志宏、字克容、台石其別號、家世錢塘人、厥考桂巖公以醫術著、嘉隆間君仍其業、而闡繹之、嘗採藥三山、遇異人、得龍宮秘訣、所至輒活人、僑寓我鹽良久、鹽人倚爲司命、低徊留之不能舍、且與吾友松日玄海兩沈君、仲修則梁兩陳君相善、予是以識荆云、

四庫全書提要曰：簡明醫彀八卷，明孫志宏撰。志宏字台石，杭州人。是書卷首冠要言一十六則，議論亦平正。其餘案門列方，淺顯易解，然未能盡醫道之變化也。

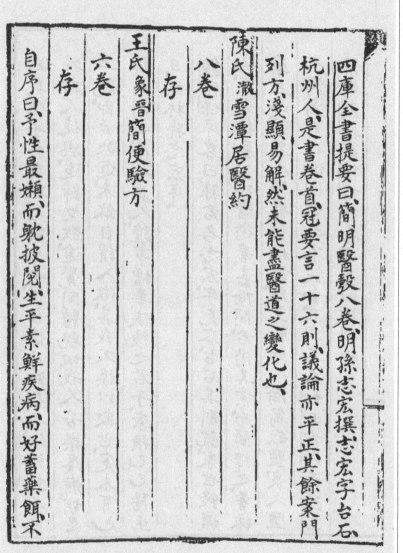

陳氏瀫雪潭居醫約

八卷

存

王氏象晋簡便驗方

六卷

存

自序曰：予性最懶，而躭披閱。生平素鮮疾病，而好蓄藥餌，不諳醫術、而喜集成方、弱冠以來、一切稗官野史、斷簡殘編、見一方靡弗錄也、高賢續論、暨夫俚談、聞一方靡弗識也、間以授人、多奇中、人有求者、輒錄而畀之、相知者、憐予之僕僕也曰、曷梓之乎、予謝未博、曰、舉爾所知、爾所不知、人其舍諸、予豁然有當於心、會春曹事簡、春日多暇、廼畧為簡汰、而付之剞劂、隨所採先後、第為甲乙、無論次、便續增也、方多單簡藥、多尋常、便窮鄉也、已嘗驗者、人共稱者、亟收之、否者暫置之、便應用也、其他傷害物命者、雖効弗錄、倘此帙行、而方因病投、病隨方愈、共食天和、無罹患苦、庶幾諸君之意不虛哉、若夫分門別類、釐為成書、此予夙志、而今未能也、請俟異日、

樊氏如栢簡易驗方

十卷

存

自序畧曰、易傳言、乾以易知、坤以簡能、易則易知、簡則易從、至終之曰、易簡而天下之理得、又曰、易以知險、簡以知阻、其旨互相發云、自今觀之、天下之理、孰有大於醫者乎、醫主生人、而天地之大德曰生、乾坤之易簡是也、驗方合刻竣、取此命名、飜舊刻之名、以易代便、與其治治爲窮鄉、爲應用計也、何如令一人見千人亦見、一人得千人亦得、況究之以驗取効則一也、此余稍更其名、未更其所載之方、雖間參以已驗者，續貂於宗子子之袖珍，而轉原本爲新城王康公所輯者，殊亦正實也，無奈其攜之東歸，已廼更以合刻者何，保產保嬰痘疹三要訣，一便於產婦，一便於嬰兒，誠以其方言簡而意盡，使人得按如指掌，得若神明，令而知產爲生育之門，痘多夭札之患，人世之至險至阻者，莫此若矣，得乾之易以知險，坤之簡以知阻，詎云要訣，而驗方有二乎，合之天地大德之生，則謂是刻爲生生篇亦可，甲戌中秋日，寄菴居士樊如栢書。

李氏維麟醫宗要略

未見

按右見于蘇州府志

芮氏養仁醫經原始

未見

太平府志曰芮養仁字六吉醫有別解爲人悃愊廣聞見士大夫多與之游著醫經原始五方宜範等書十餘卷行於世

五方宜範

未見

劉氏邦永惠濟方

四卷

未見

廣東通志曰：劉邦永，從化水東人，宋翰林權直劉袞然之後。生有異質，少孤貧，樵於山中，遇異人呼與俱去，授以岐黃之術及上池刀圭之法。久之，盡其秘，歸，遂以醫行世，一時號稱國手。視病多望形察色，或以一指按脈，即知吉凶。可治者輒喜用藥，不問貲財，不治者不與藥，泣問之，則以指數示曰某日去矣，無不如言。其用藥不拘古方，率以己意變通，人多莫測。尤精太素脈，以斷修短，無不中者，人皆以爲神，迎治殆無虛日。然爲人狂脱，恒垢衣敝履，笑謔自喜，或測弁蓬首，袒裼捫虱，見尊貴人弗恤，尤好談仙家上昇事，人以爲顛廢，因自號廢翁。卒，著藥方甚富，人得其方者輒取效，今所傳惠濟方

四卷、

霍氏應兆雜證全書、

未見

桉右見于武進縣志、

余氏紹寧元宗司命

二十卷

未見

新城縣志曰、余紹寧字義同、祖籍南城、移居新城南機坳、紉讀書、二十學醫術、遍訪明師、得異授、精通唐宋朱劉各家、及素問鍼經諸書、能預決人死生、往往奇中、其用藥不循舊方、但對證發單邑紳士感服其小心精篤又賦性慈愛尤肯賑恤貧民常制萬病無憂丸施布賴全活者甚衆各上臺嘉其精篤給送官帶巡道莫可期服藥取効亦賜旌表著醫書二十卷名元宗司命其傷寒男婦内外鍼灸及小兒諸方皆精備無遺

岳氏甫嘉男科全編

未見

家居慎疾良方

未見

旅邸便易良方

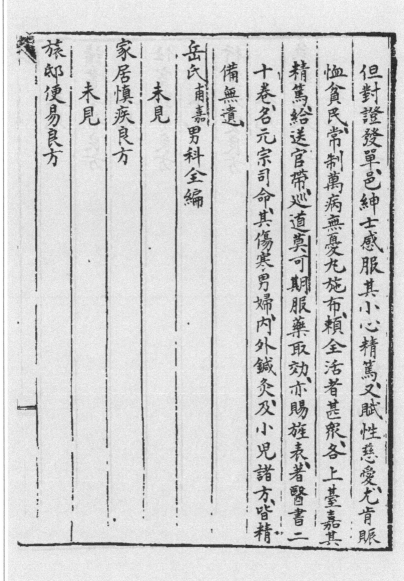

未見

讀書辛苦良方

未見

仕宦勤勞良方

未見

行軍濟變良方

未見

急救危疾良方

未見

桉右七書，見于醫學正印種子編附記。

傅氏懋光醫宗正脉

未見

醫學集要經驗良方

八卷

存

吴氏鼎銓醫案

二卷

存

淳安縣志曰：吴鼎銓字六長，號逸樵，雲峰諸生，少時慕朱家郭解之爲人，嗜六韜書籍、武備，尤善治諸瘍，預訂痊可期，予膏劑不爽晷刻，却賕謝弗受，曰：吾以此活人。初不圖阿堵物也。時稱國手，宋中丞又希先生以奇士目之。所著醫案二卷，今得其方書者，猶足以活人。

鄧氏景儀醫經會解

八卷

存

孫氏光裕血證全集

一卷

存

小引曰：夫血證之難言也久矣。患此而死者，十有六七。治此而生者，十無二三，豈不誠難矣哉。是何以故，良繇或冒風寒暑濕燥火六象之外感，或由喜怒憂思悲恐驚，兼之飲食房勞七情之內傷，而又每患於讀書攻苦之輩，淫慾好色之人，何也，氣血，人身之二儀，性命之根蒂，形神之依附者也，故血隨氣行，氣隨血轉，晝夜循環，生生不息，正經所謂一息不運則機緘窮，一毫不續則霄壤判矣，況此又皆起於火，火與元氣不兩立，一勝則一負焉，請試言，夫心，君主也，百體所聽命者也，君主一搖，則五志之火，觸於怒則爲肝火，動於氣則爲肺火，耗於思則爲脾火，捍於驚則爲膽火，過於食則爲胃火，竭於精則爲陰火，雖有腎水，不勝燎原之勢，所謂一水不勝五火者，此也。腎天一水也，相火寄於其中，臟府賴以滋養者也。故腎水足，則肝得之有子母相生之益，肺得之無子冒母貪之虞，心得之有水火既濟之功，脾得之有滋榮潤澤之績。水源一虧，則腎間惟有此一點炎上之火，凌於心則爲吐血，入於肺則爲嗽血，動於肝則爲噴血，出於脾則爲嘔血。若夫咯血、唾血、欬血，皆從腎家來，而爲虛損之血，日漸煎熬，遷延不起，而去生便遠矣。斯時也，病者安心靜坐，却慮凝神，藥食調治；醫者究其虛實，辨其血色、臟府，用藥温養，使水足火平，陽生陰長，各歸其位，又何病之不痊，而醫之不効乎？無奈病者在先不善調理，一遇此證，見其勢之兇湧，遂欲延醫以求速止。醫人又依病家之欲急，以能止爲功，以爲捷法，不知此證之發，其來久矣，瘀積胸中，必盡得吐出，纔住。雖延三五日，亦復要吐，其逆行之勢，亦不能頓止，不惟不能止，且以寒凉之物塞之，而中其根矣。故必延之歲月，勿妄想，勿妄動，勿多言，勿暴怒，勿嗜酒房勞，勿過飽損胃，静坐養神，緘嘿自持，飲食有節，調理無間，藥餌和平，間心蓧攝，則五火平復，而不能爲害，陰血自生，而内火不熾，自得萬全。若欲揚湯止沸，則一杯水難救車薪之火，又何怪乎血證之難爲也。故集失血病機方脈本草一部，雖不能百發百中，亦聊以寓生生之意，以冀萬分中之一得耳。書以求同志者斧政焉。禺航浮碧主人孫光裕書於醉古居。

乾菴延道人淮南昭陽李氏家藏奇驗秘方

七卷

存

亡名氏醫宗三法

二卷

存

謝氏以聞醫學要義

未見

於潛縣志曰，謝以聞字克菴，邑庠生，安貧篤學，守志不阿，尤精於醫，崇禎乙亥年八十餘，猶手不釋卷，所著醫學要義未行於世。

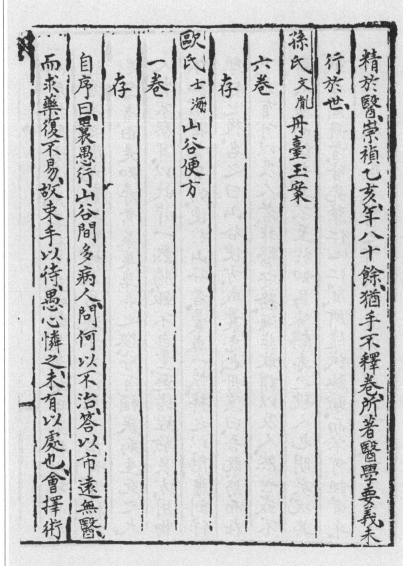

孫氏文胤丹臺玉案

六卷

存

歐氏士海山谷便方

一卷

存

自序曰：曩愚行山谷間，多病人，問何以不治，答以市遠無醫，而求藥復不易，故束手以待。愚心憐之，未有以處也。會擇術而居披閲方書見姜蒜葱韭之類先輩每用單行收功而危迫倉卒之際尤散無靈標本易混亦多以單方出奇有捷於影響者由是知尋常菜菓草卉之微皆有補疾病生死之大人特不察耳以此片一熱腸輙不自量選諸經驗良方用物不弘而特有奇効便於山谷者彙成一帙梓之以附舊刻保嬰録之後名之曰山谷便方成曩志也册溪曰吾既窮而在下求有可以及人者非醫安務海非敢謂以及人然世或不鄙其易而試之其不至於如烏喙鴆毒之殺人也明矣況其載在簡册者皆先輩仁心仁聞所隨試輙驗而不可誣者乎人之所病病疾多醫之所病病道少然則此書或亦不可少

之一道也歟。旹崇禎巳卯之正人日、士海書。

施氏沛說療

一卷

存

題詞曰、蓋聞醫者意也、藥者養也、有所資于意、不知無意之爲愈也、有所待于養、不知無待之爲愈也、故枚叔曰、太子之病、可無藥石針刺灸療而已、可以要妙道說而去也、輯說療

十二章。

醫醫

一卷

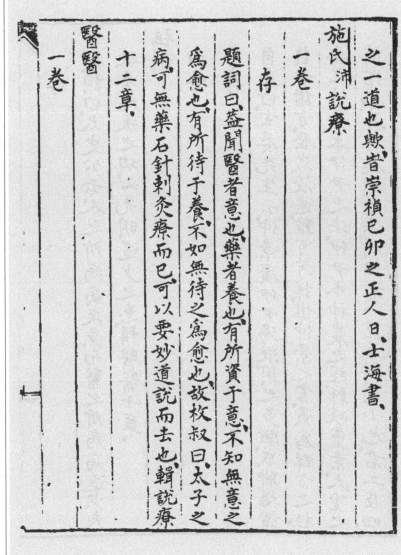

存

題詞曰、太史公云、人之所病病疾多、而醫之所病病道少、夫欲奏起疾之功、必先明道少之患、輯醫醫十章、

祖劑

四卷

存

自序曰、玄晏先生云、仲景廣伊尹湯液、用之多驗、戍聊攝謂自古諸方、歷歲浸遠、難可考詳、惟仲景之書、最爲群方之祖、要之仲景本伊尹之法、伊尹本神農之經、軒岐靈素、大聖之所作也、其於處劑之法、則曰君一臣二、制之小也、君二臣四、

制之大也、經中如麋啣朮澤瀉湯、烏側魚散、半夏湯、雞屎醴等方、多不過三四味、即後許胤宗亦謂古人用藥、簡要精專、故仲景之方、其藥品甚少、後至潔古東垣、立方有多至三十餘味者、説者謂東垣如韓信將兵、多多益善、他人效之、則未免廣絡原野之譏矣、茲所集、首冠素靈二方、次載伊尹湯液一方、以爲宗、而後悉以仲景之方爲祖、其局方二陳四物四君子等湯、以類附焉、若東垣之補中益氣、丹溪之越鞠等劑、誠發前人之所未發、雖曰自我作古、可也、近代醫書、如戴元禮之證治要訣、薛新甫之明醫雜著、方皆簡畧、與仲景之意、不大紕繆、故多採之、要之方者倣也、醫者意也、而上遡軒農、其於方劑之道，庶幾焉近之矣。崇禎庚辰歲重陽日，元元子施沛題。

雲起堂珍籍

一卷

存

朱氏天壁醫準

未見

海寧縣志曰，朱天壁字遂菴，仁和人，明崇禎壬午孝廉也。謝公車，貧無舊業，以素工青囊術，因賣藥海上。時兵荒薦瘥，壁行藥濟之，全活者萬人，不計值。人至於今稱之，館於烏鵲橋，

鄒氏亦長者、所著醫準數十卷、傳新安程氏吳氏云、

蕭氏京軒岐救正論

六卷

存

自序曰夫醫之爲道也、總君父師相之權、而其學也究天人性命之微、故君子取其精以治身、推其餘以濟世、斯仁術也、乃後世以方技目之、縉紳名士、多所弗講、司馬公不云乎、達則爲良相、不達則爲良醫、其可以賤簡爲哉、予髫齡弱稟質鈍志勞、窮獵簡編、苦心誦著、嬰疾夢遺、百治莫瘳、繼因從宦游楚慈陽、邀學博黄州胡慎菴先生於衙齋、治之三月獲痊

先生蓋明醫李瀕湖公甥孫也，因授軒岐秘典，脈旨病機，藥性方法，一一精詳，先生又私淑於立齋者也。嗣入蜀，復參印群賢，頗得肯綮，沈酣於斯二十餘載矣。歸里後，有請診視者，目擊時師治病，昧本從標，枉斃生靈，莫勝悲怛。此無他，蓋以習醫之人，半屬匪人，而所習之法，全非正法，經書不識，旁徑樂趨。於是專傷寒者，忽於雜病；主脾胃者，憚於攻伐；明濕熱者，暗乎温補。或執成而昧道靈變，或逞臆說而架言出奇，或憑口給而諛諂售奸，罔惜人命，顛倒妄行，未幾爲軒岐之亂臣賊子耶。嗟乎！醫病實多，安能先救醫？得醫病愈，而人之病無不愈也。予因是竭一得之愚，悉靈素之蘊，發揮直假脈旨闡明、藥性宜忌、昭揭病機、虛實朗懸、醫病兩鑑、撮要五氣、歸本一元、數月運腕、始成篇帙、計卷有六、僅字九萬、低徊久之、而猶訝諸法未備也、會二三同志偶見而讀之、曰、得乎一者、可以通乎萬矣、未備云乎、令余亟梓、以救世之醫病兩家、復捐貲鳩鍰、將欲以公天下、嘉惠學者、而乃不覆瓿棄之、予維是書之作也、闡農黃之奧義、抒自苦念、糾時師之謬妄、激自熱腸、萬一寸管招尤、致使正道難明、謗哤日騰、將奈之何、韓退之先生云、其或閒居修史、不有人禍、必有天刑、昔越人世稱神醫、不免爲同官李醯嫉殺、東垣云、就令著述不已、精力衰耗、書成而死、不愈於無益而生乎、故從古豪傑作用、往往

以身殉道、倘斯論可售、撓斯世於壽域、而余戇拙無似、何惜一已之知罪乎、後之君子、抑亦諒余之所以爲救爲正也歟、

崇禎甲申春二月上浣之吉、閩中通隱子蕭京萬輿甫撰、

莊氏應蕙醫案

二卷

存

按右附刻于軒岐救正論後、莊應蕙字汝元、温陵同人也、林應楷有莊隱凡先生傳、又附其末、

王氏元標醫藥正言

未見

按右見于江寧府志

王氏宸醫學狐解

六卷

未見

虞氏洪春醫學須知

未見

何氏繼高軒岐新意

一卷

未見

按右三書見于浙江通志

盧氏之頤　痎瘧論疏

一卷

存

自引曰：痎瘧因證，素問瘧論及刺瘧法最詳而悉，後世守其偏承，致經義蒙晦，訛謬良多。審因者畧證，局證者昧因，知常而不及變，循變而反舍常，殊不知有是因方有是證，因證既顯，常法已具，而始可與達變矣。乃或常法既迷，因證靡辨，以寒爲熱，熱爲寒，虛作實，實作虛，致微者劇，劇者危，展轉變承，連年月不已，其死生存亡莫之能測也。偶方孺先生舉問及此，聊紀數語以就正。方孺先生姓潘，名錁，嘉定人。

王琦跋曰：傷寒之疾，本于風寒，而痎瘧本于風暑，寒暑相反，若風馬牛不相及也。今之醫者，有傷寒轉瘧疾，瘧疾轉傷寒之説，未詳本自何書，而千口雷同，習焉不察。讀晋公痎瘧論疏，其論風氣獨盛，絶無暑象一則，深闢世人謂傷寒轉而成瘧之謬，深切顯明，真足以醒群蒙之聾瞽者矣。友人婁荆川深契是書之奥，有久瘧未愈者，按其六經藏府所屬而治之，應手取効，蓋信此書足珍也。或者訾其抄撮靈素陳言，金匱舊方，無一新奇刱獲之快論妙劑者，此直睡人啽囈語耳，烏足與之深論耶。乾隆甲申七月辛亥朔，錢江王琦書。

四庫全書提要曰：痎瘧論疏一卷，明盧之頤撰。之頤字子繇錢塘人、是書論痎瘧證治、於虛實寒熱四者、最爲詳盡、足以發明素問瘧論刺瘧論諸篇微意、大旨謂瘧屬陽、痎屬陰、曰作者屬陽、間數日作者屬陰、而曰温、曰寒、曰癉、曰牝、皆可以痎瘧該之、其主方多取王肯堂證治準繩、其餘所列諸方、亦多簡當、雖書不過一卷、然治瘧之法、約畧盡乎是矣、杭世駿道古堂集、有之頤小傳、稱所著初有金匱要畧摸象、爲其父所焚、續著有本草乘偈、今行於世、後著有摩索金匱九卷、又有傷寒金鍉鈔、醫難析疑二書、今未見傳本、獨無此書之名、或世駿作傳之時、未見其本、故亦疏漏歟、

未見

李氏德孝醫學正蒙

未見

浙江通志曰，李德孝字時慕，

陳氏樵群書纂集

未見

浙江通志曰，陳樵字時彩，

董氏一麟醫學問世編

未見

浙江通志曰，董一麟字時野，

金氏忠廣忠集方

一卷

未見

浙江通志曰、金忠字尚義、麗水人、

張氏琳醫說妙方

十卷

未見

浙江通志曰、明巡撫保定副都御史句餘張琳删定、

伍氏翁醫書會要

未見

沈氏宏醫筌

未見

陸氏長庚體仁彙編

未見

吴氏延齡醫學質疑

未見

金氏孔賢冊山心術

未見

趙氏金醫學經畧

未見

邵氏（繼穆）經驗良方
未見
桉右七書見于浙江通志
陳氏（時榮）三難一覽
未見
病機提要
未見
桉二書見于松江府志
錢氏（實）醫案
未見

鎮江府志曰、錢竇字文善、原濬曾孫、號復齋、詩多藻思、工小楷行書、精于醫、拯危濟困、恒孜孜焉、所著有醫案、運氣說、

王氏章祖橘井元珠

未見

蘭谿縣志曰、王子英孫章祖字叔貞、纂有橘井元珠、

釋氏住想慎柔五書

五卷

存

石震小傳曰、師毘陵人、胡姓、本儒家子、生而敏慧、稚年寄育僧舍、長尋薙髮、法名住想、字慎柔、性喜讀書、凡一切宗乘、以

及儒書經史子諸編，無不究覽。心血耗疲，得瘵疾，幾不起。時查了吾先生寓醫荆溪，師往求治，歲餘獲痊。了吾先生，涇縣人，爲太平周慎齋先生高座。師穎悟沉静，了吾先生深器之，欲授以已學。師繇是執贄事先生十餘年。先生懼其學識過已，迺令往從慎齋先生，與薛理還偕行。理還亦毘陵人，予于已卯春曾識荆于嘉水，時年已逾七十，因出了吾生平所驗案及禁方贈予。予自此益盡窺了吾之學。慎齋先生名滿海内，從游弟子日衆。師隨侍，每得其口授語，輙筆之。先生初無著述，今有語録數種行世，多師所詮次也。師自是歸里，治病輙應，履日盈户外。然性好施，雖日入不下數金，而貧如昔。歲庚午吳江宰熊魚山先生夫人、抱奇恙六七年矣、延師至、以六劑奏效、一時薦紳士大夫咸服其神明、因往來吳會間、里居之日少、歲壬申予時習岐黃家十餘年、雅慕師、每相過從談論、輙達曙忘倦、師每慨生平所學、嗣者寥寥、言之惋然、然竊謂師貌古神閒、當得永年、亡何、丙子仲夏忽示疾、以手札招予、授生平所著書、凡虛損一、癆瘵一、所劄記師訓一、治病歷例一、醫案一、又數日竟脫然去、年六十五、距今又十年矣、予將以其書壽之于梓、因爲之傳、

張氏延登懸袖便方

四卷

存

徐氏韞奇醫略

未見

按右見于蘭臺軌範附洄溪府君自序、

醫籍考卷六十二

矢嶋玄碩寫

醫籍考卷六十三

東都　丹波元胤紹翁　編

方論四十一

喻氏昌寓意艸

六卷（四庫全書提要作一卷、）

存

自序曰聞之醫者意也一病當前先以意爲運量後乃經之以法緯之以方內經所謂微妙在意者是也醫孰無意而淺深繇是枘鑿繇是徑庭繇是而病機之安危倚伏莫不繇是意之凝釋剖判荒茫顧不危耶大學誠意之功在格致而其

辨尤嚴於欺慊之兩途蓋以技機每隨於陰幽而生機恒包於粹白莊周曰天地之道近在胸臆萬一肺腑能語升隨可憐先儒人鬼關之辨精矣昌謂醫事中之欺慊即衆人之人鬼關也奈何世之業醫者輒艶而稱儒儒之誦讀無窮者輒徒而言醫究竟無主之衷二三雜揉醫与儒之門兩無當也求其技類者長沙一人而已代有喆人然比之仙釋則寥寥易於指數豈非以小道自隘莫遡三氏淵源乎夫人生驅光逐景偶影同遊欣慨交心況於生死安危忍懷僥倖芸芸者物也何以不格昭昭者知也何以不致惟虛惟無萌於太素者意也何以不誠格一物即致一知尚恐逐物求知乃終日勘

病，不知病為何物，而欲望其意之隨舉隨當也，不亦難乎。昌於此道無他長，但自少至老，耳目所及之病，無不靜氣微心呼吸與會，始化吾身為病身，負影隻立，而呻吟愁毒，恍忽而來，既化我心為病心，茍見其生，實欲其可，而頭骨腦髓捐之不惜，儻多委折，治少精詳，蚤已内熖，他病未痊，我身先瘁，淵明所謂斯情無假，以故不能廣及，然求誠一念，多於生死輪上寂寂披廻，不知者謂昌從紙上得之，夫活法在人，豈紙上所能與耶，譬之兵法軍機，馬上且不能得，況於紙上妄說孫吴，但令此心勤密，在先冥冥之下，神挺自穎，邇年先議病後用藥，如射者引弓，預定中的之高下，其後不失，亦自可觀，

何必刳腸滌肺，乃稱奇特哉。不揣欲遍歷名封，大彰其志，不

謂一身將老，世態日紛，三年之久，不鳴一邑。幸值諫議白臣

胡老先生建言歸里，一切條舉，悉從朝廷起見，即昌之一得

微長，并蒙搭外引契，參定俚案之近理者，命名寓意艸，捐貲

付梓，其欲使四方周覽之士，大破成局，同心愍痛，以登斯民

於壽域，而為聖天子中興燮理之一助云爾。則小試寓意，豈

易易能哉！

醫門法律

六卷

存

自序曰醫之為道大矣醫之為任重矣中上之醫千里百乘目未易覯最上之醫天下古今指未易屈世之言醫者何夥耶恃聰明者師心傲物擇焉不精雖曰屢中其失亦屢多守門庭者畫焉不入自窒當機縱未敗事已咎在誤時工邪僻者心粗識劣發驚險絕根偶踏其術已慘同嬰刃病者苦醫之聚訟盈庭昊曰予聖淺者售偽者售圓者滑售而以其身命為嘗試醫者苦病之毫釐千里動羅顛躓方難憑脈難憑師傳難憑而以人之身命為嘗試所以人之有生水火刃兵禽獸王法所傷殘不若疾厄之廣人之有死天魔外道餓鬼畜類之苦趣不若地獄之慘醫以心之不明術之不明習為格

套牢籠病者，遂至舉世共成一大格套，遮天蔽日，造出地獄遍滿鐵圍山界，其因其果，彰彰如也。經以無明為地獄種子，重重黑暗，無繇脫度，豈不哀哉！昌也閉目茫然，惟見其暗，然見暗不可謂非明也。野岸漁燈，荒村螢照，一隙微明，舉以點綴醫門千年黯汶，擬定法律，為率由坦道，聊以行其佛事耳。然微明而洗發黃岐仲景之大明，明眼得此，閉門造車，出門合轍，自能立於無過。即淺見寡聞，苟知因果不昧，敬慎存心，日引月伸，以此炤其膽，破其昏，而漸充其識，本地風光，參前倚衡，亦何愚而不朗徹也耶。昌苟性地光明，流之筆墨，足以昭示學人，胡不自澈鬚眉，藏府中陰，優游几席，充滿恒天赫地耀古輝今之量，直與黃岐兩光攝合，宣揚妙義，頃刻無欠無餘，乃日弄精靈，向棘栗蓬中、葛藤窠裏，與昔賢校短論長，為五十步百步之走，路頭差别，莫此為甚。發刻之稿凡十易，已刻之板凡四更，唯恐以凡人知見，雜揉聖神知見，敗絮補葺美錦，然終不能免也。其於風寒暑濕燥火六氣及雜證多門，殫一生力補不能盡補，即殫千生力補之不能盡補，從可推也。途窮思返，斬絕意識，直截歸禪，通身汗下，險矣險矣，尚敢漫言殊途同歸也哉。此重公案，俟可補乃補之耳。順治十五年上元吉旦，西昌喻昌嘉言老人時人年七十有四序。

四庫全書提要曰：國朝喻昌撰。昌既著尚論篇發明傷寒之理又取風寒暑濕燥火六氣及諸雜證分門别類以成是編每門先冠以論次為法次為律法者治療之術運用之機律者明著醫之所以失而判定其罪如折獄然蓋古來醫書惟著病源治法而多不及施治之失即有辨明舛誤者亦僅偶然附論而不能條條備摘其咎昌此書乃專為庸醫誤人而作其分别疑似既深明毫釐千里之謬使臨證者不敢輕嘗其抉摘瑕疵併使執不寒不熱不補不瀉之方苟且依違遷延致變者皆無所遁其情狀亦可謂思患預防深得利人之術者矣後附寓意草一卷皆其所治醫案首冠論二篇一曰先議病後用藥一曰與門人定議病證次為治驗六十二條

皆反復推論務闡明審證用藥之所以然較各家醫案但泛言某病用某藥者亦極有發明足資開悟焉

潘氏楫醫燈續焰

二十卷

存

潘楫曰本文計二千六百四十言凡六百六十句原名四言脈訣乃宋南康紫虛隱君崔嘉彥希範所撰明蘄州月池子李言聞子郁刪補之更名四言舉要其間脈證病因始備但無註釋則不知讀者其所從來反增繁惑庚寅春因及門之請乃鼓志爲釋不敢旁引外書唯首遵靈素次仲景傷寒

金匱下及張朱劉李諸賢論有精純明確者採之亦不敢以辭害意并妄入臆說如意與理徵則設喻形容翻覆錯辨務令恍然在目豁然開心至若文之拙字之理在所勿論也因僭更名醫燈續焰尚俟高明者鑒教之

杭州府志曰潘楫字碩甫號鄧林少以孝悌聞賣藥都市中人以韓伯林目之受業者數百輩觀其器宇即識為潘門弟子始楫以兄善病特往師王紹隆終日夕視脈和藥洞極深隱通於神明著醫燈續焰大有功于世

祝氏登元心醫集

六卷

存。

自序曰：人之藥有十，其初未始不病，而其後遂爲病所不侵，靜坐去妄想，一也；獨處寡色慾，二也；隨遇甘澹薄，三也；作事不使人疑，四也；行善不求人知，五也；同居正士，相與無邪人，六也；有財便思施處，藥益知危，七也；多觀經史，無鄙隨之痾，少用纖謀，寡陷穽之設，六也；以不自病，肢體必無大憂，精苟自豐，飲食皆成妙藥，九也；原無自作之孽，始可言數言天，冥有不朽之神，寧必問修問短，十也。人之病亦有十，其初可不藉藥，而其後遂非藥所能及，自用不用人，一也；聽巫不聽醫，二也；信命不信藥，三也；重財不重命，四也；一日數易醫，五

也小病即着恬篤病不着意六也與兒女爲苟全之策不與
君子言受病之由七也病經歲月不急尋針石危在旦夕猶
情擾身家八也纔得生機使圖旨口畧有起色輒負醫流九
也好言鬼神之事而不加敬如用本草諸書而不深知十也
太上以德其次服藥夫至服藥亦甚不得已矣高醫不可數
遇醫理可以講求予究以有年往往遇疑證投藥立效其理
有爲諸書所未明其方又即衆醫所罕曉但察脈獨真故著
功自異耳因紀其證與其驗并著其方以公之世旹順治庚
寅孟春龍丘祝登元茹穹父書於曠曠居

洪氏　正立醫衡

六卷

存

周亮工曰歙人洪參岐以醫名吾梁著有醫衡王雷臣爲復刻之賴古堂藏弆集

劉氏默證治百問蘇州府志作證治石鏡録

四卷

存

唐起哲序曰百問一書昔默生劉先生所著青瑶疑問是也先生家世武林受業於繆仲醇先生明季時來寓蘇郡之吴趨坊活人甚衆名震當時吴越縉紳先生靡不式敬晚年頗

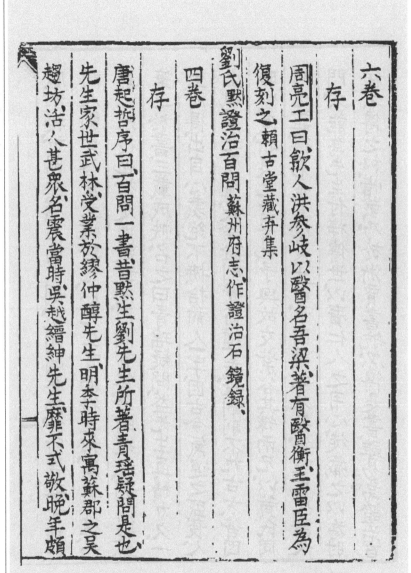

厭酧接於閧、與順治丙申間、遂閉關養静於所居之青瑶軒、門人劉紫谷葉其輝諸兄、以先生有獨得之秘、慮其失傳、而無以示後也、於是因疑進問、因問有荅、發明經旨、剖析疑義、筆之於書、三載成帙、名之曰青瑶疑問、葢先生眞積力久、一生所得、出自心裁、絶不摭拾前人一字、因古今氣運之盛衰、人生賦禀之厚薄、故論證則變通經義、投劑則不執古方、皆因時制度、折衷允當者也、予與故友紫谷其輝兩兄、以黄氏同門之誼、得見是書、併悉其由、予固誦之久矣、每嘆先生諸及門不能為先生付梓傳世、以廣仁人之用心、徒藏之以為肘後不傳之秘、惜哉、乃於浙賈書舫忽得是書、雖易名為證治旨問而書則一字不異始知有海鹽臨初石子實愛是書而藉督學劉公以梓行於世者也自是先生之功永垂不朽矣所可惜者實火欬嗽之一證遺而不全作者之名隱而弗著於是書不無缺焉然觀其序曰百問一書未悉刱自何手又云書成或有為石子稱功者石子不自居而曰亦惟歸其功於作是書之人噫比之剽竊人書冒為己作以欺世者石子可不謂君子人歟予不敏於默翁先生未經親炙而私淑之久矣今將以原本補其所遺併表先生之姓氏與紫谷其輝而見所以成先生之書者以告於世使知其所自云康熙己巳孟夏茂苑唐起哲謹識

翟氏良醫學啓蒙彙編

六卷

存

古方講意

未見

說統

未見

按右見孫廷銓沚亭文集翟先生醫書序

鄭氏三山醫家炯戒

未見

徐枋序曰吳門鄭氏受業于李垣爲帶下醫尚矣傳至三山先生而克大厥緒能弘其道博覽無不通病者毋論老幼男女沈痼疾一經診治其病如失故先生足跡所至趨之若鶩正如秦越人操術以歷試諸國隨俗濟時不名一家也如是者垂五十年其所全濟者無算矣而先生猶慨然曰噫是能起吾藥之所及不能起吾藥之所不及是能治病者而不能治治病者則吾所濟者狹而所救者末也夫醫之所病病道少所以術不精而嘗試乎術精矣而操心不仁其害皆足以殺人乃輯秦以漢來醫家事蹟凡降祥殃撲於影響者勸爲一書名曰醫家炯戒將使作善者資其津梁作不善者亶

為殷鑒不亦偉乎吾聞一醫之良全活千萬人先生此書出而勸戒學者昭示來茲是皆天下後世之醫而出于良也不將皆天下後世而躋之仁壽之域哉嗟乎仁人用心其利溥矣昔嚴君平隱居卜筮人有邪惡非正之問則依蓍龜為言利害與人子言依于孝與人弟言依于順與人臣言依于忠各因勢導之以善而人已默受其福是寓其教于卜者也若先生者豈非醫教而與人為善者耶　居易堂集

華氏自達尊經集

二卷

未見

九江府志曰：華自達，號喬石，德化文學也。天性篤孝，其父質宇公患痔，手調飲食，侍寢處者六年，凡中帬厠牏之臭，必躬自浣濯。少間即致志於醫，殫質宇公之心法也。得自達闡明之而益顯。所著有尊經集上下二傳，蓋岐黄之論爲典謨，以上之書古奥幽深，非淺見薄識者所能通曉，時則王九達有素問靈樞合類之編，慮其割裂顛倒，尊經之旨，亦孟氏不得已之心，嘗著論外感，如陰陽升降之候，傳變順逆之機，經絡上下之屬，論内傷，如標本從違之數，虚實補瀉之功，寒熱温凉之理，無不幷分條貫，閭里爭誦之，當道聞其名，召之，絶不應，曰：我爲老諸生數十年，村户息，奈何以方伎飾面目向人耶然貧苦無告者不召輒往治之病已且數數以廩粟餽東門有孤貧麻姆患癰痛楚飲食復不繼自達聞之往診曰高年正氣虛邪氣實不攻邪正氣無以自存遂進敗毒散五劑癰得消日送飲食兼服補劑而愈業履岑樂休者患頭痛體弱病久百藥無靈自達診之曰脈微數實火也誤以質弱早投補劑故留而不去耳急進涼膈散一服而痊有吳者患腫脹自達召至與以飲食煎茵蔯五苓散飲之半晌小腹脹痛不可忍橫言怨言復強飲溫水酒一壺溺如湧泉臥具盡濕腫立消調以啓脾丸半月而痊其醫皆類此詳載尊經集後醫案中順治初醫學乏人蕭國柱舉以自代周太守

璜敦請之不就晚得劇疾倉卒易簀附身之具一未備勉留數日從容問曰事畢否草率畢各具即起索筆硯咸謂當有遺言乃伸紙疾書曰生平無所得惟此兩三壺一朝帶不去撒手隨太虛擲筆而逝

俞氏堅醫學慎術

未見

嘉定縣志曰俞堅字一心居北城曾祖璪祖都世有隱德父琳精堪輿術堅品行方正少學醫於隱士金汝鉉嘗起危疾每慮藥性多偏小不謹輒致害人著醫學慎術以發明其旨

顧氏 闕名 燕臺醫案

未見

毛奇齡序曰倉公受扁鵲之書于公乘陽慶逮其家居漢帝嘗其治病所驗者記之于冊此後人醫案所自始也顧治十得九世難其人浸假得失平參世必好舉其所失而略其所得況浮湛湯液因循取驗其得失原無成形安能歷考其所得而為之記之雲間顧先生不然先生以經義治四門學作選人京師籍籍聞先生善醫其家居時每醫人有成績稱聖儒其為聲在崔長史李慶嗣上姑請召之而先生亦復以邸舍岑寂即應召往顧京師多官私醫萃天下之能醫者而獻

于其間自給事内廷以至踟蹰幸者舍比比而是即有詔召
問按驗亦别有給事在左右者而先生非其人也然而所至
輒起亦且有醫藥已病之狀書之成帙夫上醫醫國其次醫
人夫人而知之矣生平讀書講道治舉子之學原不能扶陰
陽之精調爕補助而即其試吐方州驟膺民物其張弛激揚
亦何能展我欲爲而有如呼吸之間就人之死生轉旋俄頃
以與造物者爭其權度此亦吾儒施濟一快事也若夫其校
可驗則予之家人已列其一如薄氏女子者又何怪焉西河
合集

余氏元度用藥心法

未見

華希閔序曰：余舉業之暇，喜讀岐黃書，喜與岐黃家言，言人人殊，其學有据依不為夸言欺世者，莫如外舅余元度先生。先生之言曰：治病之法在望問聞切，切以探其内之情，望聞問以盡其外之形，情隱而形顯，故望聞問較先于切。今人喜言切脉而畧于對證者，蔽也。先生之學傳自異人鏡機子，治病百無悞。嘗語余：病一而證之變凡幾，證一而候之變凡幾，識其證，審其候，而後可以用藥。余既盡聞其證候諸變，説退疏其言成帙，竊謂可盡乎人之病矣，盡乎吾藥之法矣，名曰用藥心法。寫二帙，一授兒喜（嘉）詰，一授從弟。延緑閣集

王氏夢蘭秘方集驗

二卷

存

自序畧曰近世方術之秘者多矣但秘無不驗驗何取乎秘而世之人始因秘求驗繼因驗又秘卽出而公世者最不秘矣時慮其或驗或不驗又不能集所屢驗以盡去所未驗於是秘者則益秘驗者不卽驗此予之因有是役也曰秘方者秘則傳人所不傳也曰集驗者驗則試人所屢試也不秘不驗者槪置不集集必秘秘必驗秘必驗者始命諸梓以廣其傳仁和醒菴主人王夢蘭敬題

蔣氏示吉醫宗說約

六卷

存

自序曰，余年十二先母周夫人見背，先君子君輔公杜門讀書，道義自許，口不道阿堵字，以故家貧甚，嘗寄食于佩舅氏家，舅氏撫教有加焉，於時明發有懷，因思生戚，遂遘大病，每於誦讀之暇，間覽方書，先君子遂謂小子曰，汝有意於此乎，古人不得爲良相，每願良醫，蓋良相良醫其功正相等耳，果能精之，則可以自療，并可以療人，亦内典所自利利他之道也，予拜訓之下，深謝不敏，長而遭滄桑之變，寄跡於窮薩之陽人有疾者按方加減與之所投輒效因而叩户求方者殆無虚日竊思古人陳案雖各臻其妙然論多方雜未易窺測不免楊朱之嘆故於晨窓夕几究心靈素博涉群書斟酌盡善成山居述四卷有論有方有經有變頗備苦心但力綿不克就梓久置庋閣今年春偶公遜叔過齋頭見而閲之謂曰汝有此而不與人共之不亦同於懷寶迷邦者乎且汝先子之言具在顧其忘諸予益唯唯謝不敏長夏無事因於山居述中簡其要者為主方隨證加減一證一方以見其常加減附論以通其變編為俚句名曰說約庶幾學岐黄者得會歸之源去煩苦之失耳若曰從此活人功與調元者等則予豈

康熙二年夏四月古吳自了漢蔣示吉仲芳氏識

山居述　四卷　未見

醫意商　一卷　存

醫宗小補　九卷　未見

通醫外治

一卷

存

尤乘序畧曰先生乃周忠介公從外孫世居婁江因母氏而遷金閶桐涇一曲時應病家之請往來松浙間默契往聖之神訪異人之指授臨證已多活人無算囊中懷醫宗小補九卷首重法次論方一法可法衆病一病亦具諸法實靈素之堦梯後學之指南也復撰通醫外治一卷頭面手足九竅皮毛之疾俱能不藥而愈余喟然嘆曰用心之密學問之博有如此乎治病如治國用藥如用兵湯丸服餌内攻也敷熨等

法外應也以此攻疾何疾不瘳嗚呼白駒易過紆金拖紫同草木腐者多矣先生立此不朽之業豈僅為大江以南一人而已哉余固知其非尋常人也

朱氏鳳台醫學集要

九卷

存

張氏以石資蒙醫徑

三卷

存

引曰夫醫者意也呼吸操生死之權用藥仔病人之命述不

窮而心不慎者可乎。余歷驗焉，倘臨證意忽，則負病人弗淺也。何者，凡際視證，貴在當機，有一段治法，未有不活法之醫，而能起沉痾之病，司斯術者，盍自問焉，得述之窮乎，得臨證之意乎，得病脈之符乎，得虛實之準乎，得輕重之量乎，得生死之訣乎，對病者得自心之無疑乎，失神天得自心之無愧乎。試自歷問，吾斯能信，敢當仁心仁術之權，是操三折其肱也。有神虛不宜補益者，火盛不宜導泄者，痰盛不宜行吐者，咳喘不宜止嗽者，患痰不宜止痛者，麻木不宜疏風者，噦嘔不宜止吐者，失血不宜止血者，感冒不宜表汗者，腹脹不宜消導者，病在上而不宜降者，病在下而不宜升者，病在緩而急醫者，病在亟而緩醫者，有脈不符病者，有病不投藥者，有服藥而不愈者，有不服藥而自愈者，如此情繁，不可不察。神虛不宜補益者，邪盛雖虛而患補；火盛不宜導泄者，火激而愈熾；痰盛不宜行吐者，氣弱而痰生；欬喘不宜止嗽者，嗽止而肺斂；痰痛而不宜止痛者，遏氣而弗伸；麻木不宜疏風者，耗血而生痺；喘嘔不宜止吐者，蘊病而收脾；失血而不宜止血者，痰積而成瘵；感冒而不宜表汗者，氣弱而防危；腹脹而不宜消導者，謹嚴而剋胃；病在上而不宜降者，防毒而入臟；病在下而不宜升者，恐毒而升提；病在緩而急醫者，防後變證；病在緩而緩醫者，峻藥難支；有脈不符病者，臨病未細；有病而不投藥者，自反其醫，有服藥而不愈者，病人神短，有不藥而自愈者，遭際庸醫，究竟今之術士，不檢自之心病，而濫醫人之身病，謂濫竽軒岐，無怪其不明典籍也，青囊秘邃之繁，使今人難於述趨，習寡猶無習也，非吾儒考試而後可以拔萃超群，不佞罹難得夢中之境界，將生平所得之術，著以成卷，蒙神人目之，曰資蒙醫徑，是排遣難裏毛錐以消徙門永日，門徒遂爾録梓，敢曰於岐黃為有小補，噫，與其不學無術，能讀此資蒙醫徑，詎有戕人之命乎，醫者意也，苟得其意，則臨證變化而取效者之謂神，吾不知其罵我罪我者若許乎。

程氏林即得方

未見

尤侗序曰吾友蔣虎臣太史嘗著蔣說其所鈔禁方居十之五皆世所不經見者予既奇而錄之復詰之曰子之方其得之傳聞乎其有所試乎蔣子笑曰吾非有所試也往予善病多從人乞方以方告者日來予善其說之可以救人也故筆之于書其驗與不驗則未可知也予曰若然則自成其為蔣方而已夫學琴之子必出牙曠之門學書之子必入鐘王之室然使拊弦而忘勾剔握管而誤波戈不過發溺人之一笑而無傷焉若學醫人費而可以請嘗試乎幸子之未學醫而

人或不予信也、于是蔣子笑而止、新安程雲來先生、予聞其名而未識也、及門周兩三朞、其所輯即得方示予、將梓以行、而命一言、予非越人、惡知醫意、然發其書而讀之、大約羅古人已驗之方、而四擇其尤簡易者、程子于此道三折肱矣、述而不作、其慎如是、且慮窮鄉遠旅、寒暑倉黃、未能蓄著艾。於三年、求緩和于千里、故以是書懸之肘後、撮在目前、事半功倍、其術至良、其心亦至苦矣、神而明之、存乎其人、予雖未敢決其方之必驗與否、然如先生自言、不出户庭、立可奏效、雖有哉、差于病無損、則誠乎篤論也、予既以告周子、周子請益、予戲語之曰、昔范武子有疾、從張湛求方、湛授以六物、用損讀書一減思慮二專內視三簡外觀四旦晚起五夜早眠六泛一服而愈此亦吾家即效方也幸以此復程先生書成當鄭寄蔣子蔣子且听然而笑曰尤子欺予哉如此方者吾又將筆之蔣說也西堂雜組二集

醫暇卮言

未見

尤侗序曰新安程雲來先生嘗輯即得方予既序而行之矣居久之復出醫暇卮言示予予讀而笑曰嘻夫醫安得暇哉世所謂名醫吾知之矣且起而納謁者屨滿戶焉入其室問其疾各投以藥而去其士大夫以折簡邀者則登名于版曰

中而食肩輿而出望門而止候主人之顏色酬酢未畢索筆定案以授使者歸而謀之弟子俾參劑焉抵暮而返則藥囊果然矣其為小兒醫者晝居不出昏夜叩人之門户秉燭一視疾趨而出若驛傳之速漏盡始休或要于路或候于門皆喜其來而恨其晚也其下醫竊慕之雖病者之有無多寡未可知往往乘車從僕招搖過市窮日之力而後已見者訝之曰夫夫也忙甚必名醫也醫安得暇乎哉先生曰唯唯否否醫而不暇何以為醫良醫病萬變藥亦萬變是故以志一之以氣輔之以理持之以神守之寂而通之息而游之此豈汲汲遑遑所能治乎夫治病猶治兵也藥鍼之稱晉師曰好以

暇金鼓方急使攝飲焉鄢陵所以勝也諸葛之羽扇謝艾之胡床蔡遵之投壺安石之賭墅皆暇也予之治病亦如是矣或謂先生旣暇當閱難之書何取乎危言蓋聞之許子醫者意也意之所解不可言傳故先生卽得方述而不作也若其危言籠天地羅萬物洸洋縱恣乎堅白同異之說不言醫醫通寓焉劉輪之說通于讀書解牛之旨進于養生觀危言則問難思過半矣周禮醫事十全為上十失一次之十失二三次之十失四為下未有卽得者先生之卽得先生之暇為之也夫 西堂雜組 二集

胡氏其重醫約先規

未見

醫門博要

未見

急救危證簡便驗方

二卷

存

急救危證簡便驗方續集

二卷

存

自序畧曰：予不敏，自髫年誦讀之餘，即嗜軒岐之學，竊嘗幸

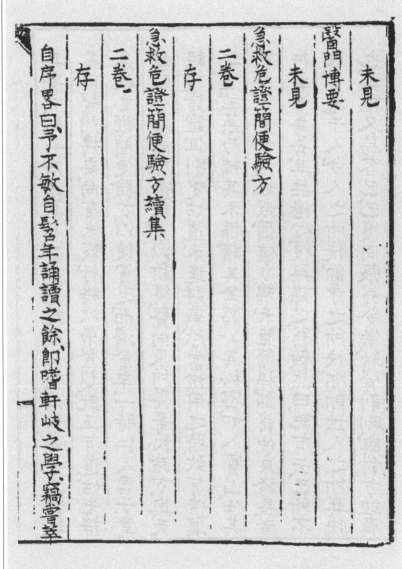

其要旨約其治法纂為醫約先規而又博涉群書撮其精英名曰醫門摶要尚有未竣行將次弟登梓就正有道姑先梓急救危證簡便驗方以便貧乏而濟倉卒一時仁人君子業蒙鑒賞但尚有遺珠兼以新得暨向來所得奇秘諸方與夫輕綫諸證但割愛姑置未遑詳載恐當檢用之時致有遺漏之嗟茲集乃補其未備續其全貂公其秘密如入寶山任其取用不更愉快也哉因值力綿未能續梓鄧翁仲貞修長者行勇于為善且無倦心復與謀之翁毅然曰記有云己所不欲勿施于人今人之所快即予之所快亦即世人之所共快也其施又烏容已已復同張翁令儀助資剞劂與前方並廣

其傳其廓然大公之心痌瘝一體之念吾于兩翁親見之矣

亦何幸焉

陳氏讀神驗單方

一卷

存

羅氏美古今名醫方論

四卷

未見

古今名醫彙粹

八卷

存

徐文明序客曰本朝康熙乙卯年間有新安羅東美先生當代之名賢也著作頗多惜乎不能概行於世流傳惟有古今名醫方論四卷古今名醫彙粹八卷其方論四卷久已登之棗栗嘉惠後學矣而彙粹八卷抄本係文之祖遺家傳珍秘是書本乎靈素二經證以病情而彙集之也此乃先生苦心評定者又慈谿柯韻伯先生所參校可謂濟世之梁筏醫學之精髓也思夫學問乃天下公共之事豈可私于一已而秘之于家者也用是于嘉慶己未年仲春商之于陶氏栢筠堂鐫板流傳以公同好庶幾習是業者得以究其精微相期進

乎堂奧也云

亡名氏跋曰澹生先生姓羅名美新安人僑居虞山以名儒而兼習岐黄術生平制述甚富惟名醫方論一書已刋布人間是書皆彙集前賢精藴純一而不流於詭異非手眼俱到者採取曷能盡善焉庚辰春得之友人齋頭故喜欲繕寫無如何踈惰之至迨辛巳之秋七月吉成特是舛錯頗多雖略為較正終不免魚魯亥豕之譏善讀書者領畧其意味而尋繹之則可矣

桉是書抄本亦八卷有亡名氏跋寛政丁巳先子得之長崎鎮臺平賀氏先子曰是當乾隆中人所録據此文

則羅名美字澹生刻本單稱東美先生似是別字

高氏鼓峯醫家心法己任編作四明心法

一卷己任編作三卷

存

胡珏序曰浙中精于醫學者有二高子居錢唐者曰士宗先生居四明者曰鼓峰先生余志學時慕士宗先生之名欲受業其門迫于貧不果每得其著述不厭研究以為私淑之益洎後聞鼓峰先生所言多奇論治病多奇中則又心竊願見之而不獲一晤其人以為恨乙巳春越溪王謙中來為余言鼓峰醫術當代少有出其右者且以其所著醫家心法示余

余深喜數十年景企之私，一旦得讀其書，不啻見其人，何快如之。及披閱終編，見其用心，似欲出前人意表，而修辭不免紕繆于軒岐仲景，心竊異之。鼓峰之奇，乃如是歟？何所見與所聞之不同也。夫天下之理，莫不求于正，何有于奇？意主于奇，則索隱行怪，而惑欺世人之言出，未有不悖聖賢之道者。讀鼓峰之書，而想其平日之所言所行，時出于奇者，亦約畧可見。較之士宗之持身整飭，應事周慎，而其著述典而可則者，不相徑庭歟？不揣鄙陋，就其書中有不合于軒岐正義者，妄為糾正，爰以濟世之心切也。鼓峰而心存乎濟世者，諒不以予言為吹求也夫。雍正三年歲次乙巳嘉平既望，錢塘胡

珏念菴氏識、

四明醫案

一卷

存

呂氏東莊醫案

一卷

存

椄潛邨楊乘六雲峰合以上三書及西塘感症凡四種、

增以評點題曰已任編、

醫籍考卷六十四

東都　丹波元胤紹翁　編

方論　四十二

郭氏志邃痧脹玉衡書

三卷

存

王庭序曰憶昔癸未秋余在燕都其時疫病大作患者胸腹稍滿生白毛如羊日死人數千竟不知所名有海昌明經李君見之曰此痧也排之以鍼血出病隨手愈於是城中舁而就醫者亦日以千計皆得愈而去頃之證變而為嗽嗽甚輕

不半日隨斃時李君已出都有知者曰此亦痧也用前法挑之亦隨愈矣余時目擊其事歸而與知醫者言之卒疑信交半無何則吾鄉挑痧之法盛行矣先是鄉人有糞穢感痧例用錢物蘸油而刮及此多用挑然行之大都婦人以故為名醫者不道及考諸醫書古時未有論及後人稍有青筋之說仍略而不詳因而求人之信者少疑者益多用藥之方遂置之不論人不幸犯是證無得全者噫是可憫也友人右陶郭君明理讀書旁搜醫學見近之患痧者日益衆而治痧者不聞乃精心殫思推原於小兒痧疹之理兼求之古方多有不言痧而見痧之意者且驗之諸所救療無或爽因以自信

遂發願廣之天下後世，為百千萬人命之救，著有玉衡一書，右陶之心切矣，右陶之功大矣。右陶嘗言痧本無定脉，凡脉與所患之證不相應者，即為痧之脉；痧亦無定證，或感風感食感勞感痰，而以本證治之不效者，皆為痧之證。為立之方，使知遵也；為記之驗，使知信也；後以藥性終之，使知用之有宜不宜，不與他證同也。右陶治痧之法，於是書乎全，而世人將讀其書以治痧，兼以治右陶之所不及，治右陶之心，於是大快。雖不欲居其功，功又安歸哉。余既見痧之事，又信右陶之說，敢為之言，雖然，不足為愚者道也。康熙十四年乙卯重陽日。

朱氏鴻雪方便書

十卷

未見

錢朝鼎序曰：宇内書籍，莫尊於聖經賢傳，其次百家著述，有切於民生日用者，無如醫。故秦火之厄，神農岐黄之編得與璧經俱存。自後醫書之廣，不下八百餘家，即白首其業者，尚不能徧覽，况不爲醫者哉！吾虞朱子若瑛，貧士也，心存利濟，選古今名醫經驗單方，集爲方便書十卷。救急須知一卷。凡有疾者，不必求醫，不必市藥，信手拈來，立可奏效，且一覽了然，賢愚共曉，家藏一册，則人可爲醫，謂之方便，詢不誣矣。昔

陸羽著茶經，王績著酒經，俱足不朽，然未若是編之有益於
民生也，喜為之序，旹康熙十六年三月朔日。

方便書補遺
一卷
存

救急須知
一卷
未見

張氏勇方以類衆
五十卷目録一卷

存

自序曰余善病且連年同諸將士以野為家以幕為宇其間風寒暑濕加之饑飽勞役何非病因也則藥所必需豈敢以未達輕試則本草綱目所必需即以其中所附方酌而用之頗獲効每惜散見查檢為難適際休沐皋蘭病忽劇其需方藥為尤切因念人之遇病也皆猶是矣尋差遂命類而聚之群而分之始知綱目收方味不多而為力專直入之功也其有安臥床簀孝子順孫之環侍又以落落晨星嘗而進之乎則準繩諸書多方調護之劑所以需先為不可敗義也因益之不辨病名不明病因則方難用故前截諸論而條列之且

削原方泛濫及譽詞虛廓達人目也能於五十卷内會其間而備運用一心則亢害承制之理亦在是卽依靈素諸家五運六氣一作癡觀未必不如周禮不可行井田不可復適足以壞人證耳康熙十六年重陽日關中飛熊氏題

叙金曰靖逆侯張勇字飛熊國初定關卽仗劍出關求見英王王大奇之提肅甘肅知吳三桂將叛命子雲翼間道入都首發其姦聖祖親解御袍賜之功成後謚襄壯相傳其封公夢夏侯惇而生侯薨後葬墳掘地得夏侯碑碣亦奇事也

熙朝新語

按先子曰飛熊氏未詳何人自序稱連年同諸將士以

野為家，以幕為字，知是武職，而非醫家也。近閱黎士弘託素齋集，有贈將軍張飛熊詩，當是其人。

王氏胡萬全備急方

一卷

存

自序曰：庚申夏秋之交，江南淫潦為災，饑饉載塗，繼以疫癘。大師相閱府慕公既以蠲賑得請於朝，復大施方藥以療民疾，所全活者，以億萬計。上洋曹君緑巖聞而謂余曰：我聞病有萬端，藥亦千變，今閱府以一方療衆疾，亦有説乎？余應之曰：丹溪有言矣，雜合之病，當以雜合之法治之。今江南所患，正天行雜合之法治之、今江南所患、正天行雜合病也、似瘧非瘧、似痢非痢、治以雜合則生、治以瘧痢則死、閩府所傳信有本矣、緑巖又曰、是方也、獨不可以療衆疾乎、余又應之曰、亡方療衆疾者、天行病也、一方療一病者、正病也、治天行者、不可以治正病、猶之治正病者、不可以治天行、苟不明乎十劑之宜、八方之制、而欲執古方以治今病、未必能一一活人也、雖然、余聞夫窮僻之鄉、貧窶之子、與夫梯山航海之客、一旦有疾、不能猝致良醫、不能猝求良藥、非委命庸工、即束手視斃、以此夭枉甚多、嘗上稽農經、下考仲景以來二百七十餘家之書、知天地生一物、即有一性、生民有一病、即有一治大抵山居知木濕居知草漁佃者如飛走蟲魚如油煎可以引髮蛇蘇子可以吐雞雛鷓鴣殺蠱獺髓辟尸之類凡耳目間仰取俯拾何物非藥何藥無治奚必生而神靈始能遇物辨性身試百毒後乃按藥已病哉所以昔賢如孫思邈張文仲張難峯各有隨身備急方以救世備急云者法取經驗品從簡易也余於編輯傷寒雜證全書之暇以其緒餘亦手録備急方八百餘首另為一編名曰萬全備急方其間録其功必表其過用其正間收其奇方則宜於貧賤者多宜於富貴者少藥則得之山野者多得之市肆者少蓋富貴之家市肆之地易致良醫易求良藥於備急之義無所取爾也然是

書也或一證數方或一藥數治雖曰小方合之而即為大方雖曰奇方兩之而即為偶方又重之而即為複方惟在用藥者神而明之則長沙河間東垣丹溪諸大家俱可變化於八百方短籆之中豈特區區備急云爾哉緣巖始躍然起曰閑府慕公身為師相以仁政佐國家活萬民今子身為布衣亦出名方活人無算良相良醫地不同也而心同肯如是乎是書也請為君梓之余謝不敏曰君言過矣君以好生為德是書也余輯之君梓之苟以是為好生錄則君與余共之可也他則何敢因序其問答以弁於簡端旹康熙十有九年菊月中浣吳門東皋王翃謹序

萬全備急續方

一卷

存

跋曰予備急初編成於庚申之冬刻期告竣以應我緑巖先生救世活人之請殊未愜予懷也次年復從吴下白門蒐羅坊刻舊本有似葛洪肘后澹寮百一者數家翻覆簡閱去其雷同舛謬更得名方四百餘則彙而觀之庶可以悉病情窮藥用矣遂録而呈之緑巖先生先生能以覺言諸書醫衆生心更能以是書醫衆生病是亦當今之五地菩薩乎癸亥春仲平浣王翃謹跋

雜證圖機

未見

桉右見于嘉定縣志、

沈氏頲病機彙編

十八卷

存

蘇州府志曰沈頲字朗仲顥弟以醫擅名品行高雅士論重之、

馬氏俶印機草

一卷

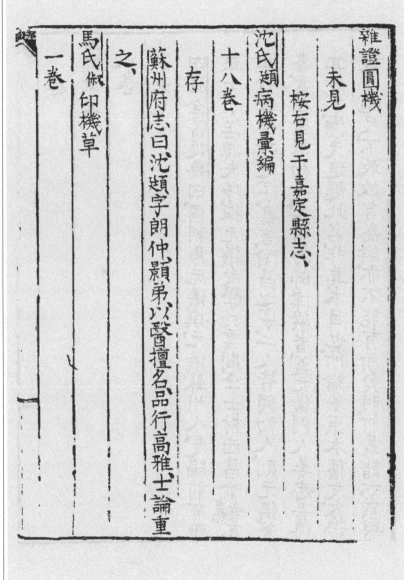

存

馬師津梁

八卷

未見

四庫全書提要曰：國朝馬元儀撰。元儀，蘇州人。是編前有雍正壬子汪濂夫序，稱元儀受學於雲間李士材、西昌喻嘉言。士材，李仲梓之字；嘉言，喻昌之字。二人皆國初人，則元儀著書當在康熙初矣。其曰馬師津梁者，蓋元儀門人姜思吾傳其鈔本，濂夫追題此名，非其本目也。所論多原本舊文，大抵謹守繩尺，不敢放言高論，亦不能有所發明。所載諸方，或與所論不甚符，如中風一門既知病由内虚，不屬外邪，而附方仍多驅風滌痰一切峻利之藥，知其赤見寒醫寒，見熱醫熱，隨時補救之技，非神明其意，運用自如者矣。

蕭氏壎醫學經綸全集

一百三十卷

未見

蕭壎曰：醫學經綸全集凡八種，雜證八十卷，傷寒八卷，幼科雜證八卷，痘疹十卷，方論八卷，本草八卷，脈學四卷，綜彙經綸，而各自分帙，女科八卷，其一也，全書共得一百三十四卷云。

女科經綸凡例

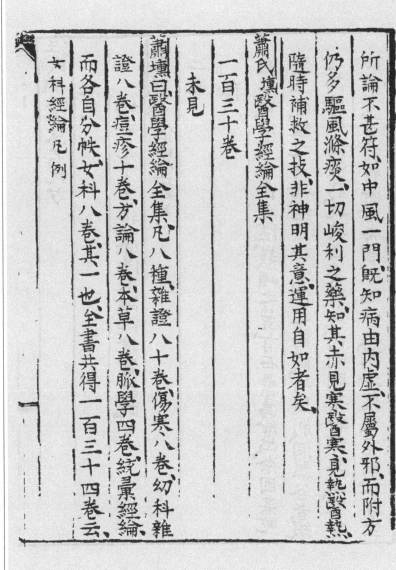

汪氏琥醫意不執方

未見

桉右見于李逢春傷寒論辨證廣註跋

張氏志聰侶山堂類辨

二卷

存

自序曰余家胥山之陰峩嵋之麓有石纍焉紛出余因其屹然立者植之為峰塊然楞者依之為岡峭然削洞然谷者綴之為曲屈為深窈就其上築數椽而南則構軒臨其山客有訪余者望其蓊蔚陰秀咸低徊留之擬冷泉風況焉余日坐

卧軒中幾三十年凡所著述悉于此中得之去冬素問成漸次問世偶慨嘆曰既闡聖緒仍任習訛譬比倒瀾等同鷗泛爰是錯綜盡蘊參伍考詳隨類而辯起焉雖然惡乎辯哉夫天下有理所同者同無容辯天下有理所異者異亦無容辯即天下有理之同而勿為理之所異理之異而或為理之所同者同中異異中同又無容辯惟是理之同矣而同者竟若異理之異矣而異者竟勿同同之不可為異異之不可為同又何容無辯辯之而使後世知其同即知其所以異矣知其異即知其所以同矣知其同不為異異不為同即知其所以同所以異矣無事辯矣若曰予好辯豈敢云然康熙歲次庚戌

正陽月，西泠隱菴張志聰書于崑池之花閑。

王琦跋曰：聞之耆老，自順治至康熙之初，四十年間，外郡人稱武林爲醫藪，蓋其時盧君晉公以禪理參證醫理，治奇疾輒效，名動一時。張君隱菴繼之而起，名與相埒，搆侶山堂，招同學友生及諸門弟子，講論其中，參考經論之同異，而辨其是非。于是談軒岐之學者，咸向往于兩君之門，稱極盛焉。兩君所著書，皆堪傳世。張氏所輯者，俱已授梓行世，甫及百年，流傳日少。其針灸秘傳及侶山堂類辨二種，已難得購。余尋之有年，始得類辨一種，觀其準古衡今，析疑糾謬，足爲後學規矩準繩，亟爲重梓，以廣其傳。後之學者，苟以此爲指南，庶

湯

能得正道而由之寧有岐路之迷邪徑之誤哉隱菴初為糧道諸吏糧道患癃閉諸醫用藥皆罔效或薦隱菴隱菴以補中益氣投之一劑而愈或問之曰人治以降利之藥而不效子易以升提之藥而效其理安在隱菴曰公不見夫水注子乎閉其上而倒懸之點滴不能下也去其上之閉而水自通流非其法耶今閱編中所釋將欲下之必先舉之而引轆轤之繩以喻正是此理人能以此法觸類而通之醫法固無盡藏哉茲事余益聞之黃君觀石者如是近又聞張君東扶言盧晉公事糧道患內閉溺不得下勢甚亟諸醫皆束手晉公先生以人參麻黃各一兩定劑諸醫嘩噪不敢謂是糧道不

疑而飲其藥，不踰時溺下。糧道喜，以千金贈晉公。與予前所聞者異辭。予意盧張二君所治各一當事，而傳者均屬之糧道，致有異同之疑耳。黃張二友皆非妄言者，故並紀之，以為治癃閉之法，并以證此帙中名言精理，所蘊不少。人當殫思細參，以收其益，慎毋視為淺近而忽之也。乾隆己丑三月五日戊子，奇山老人王琦跋。

高氏世栻醫學真傳

一卷

存

王嘉嗣序曰：醫之道奚起乎？造物以正氣生人，而不能無夭札瘥癘之患，故復假諸物性之相輔相制者，以爲補救，而寄其權于醫，夭可使壽，弱可使強，病可使痊，困可使起，醫實代天生人，參其功而平其憾者也。迺自農皇肇起，辨草木以著藥性，軒岐繼作，明陰陽以著内經，至漢末，篤生張仲景先師，上承農軒之理，著卒病雜病兩論，率皆倡明正學，以垂醫統，仲師既沒，而經論之道，遂失其傳，舛謬紛紜，靡所止極，甚且家自爲書，人自爲學，世之所以賴有醫者，反不若無醫之爲愈，每爲曠覧，竊嘗病之，我士宗夫子，性靈獨異，學識超羣，註釋經論，既已述大道而正其傳，暇日集羣弟子，往復論難，提命之下，及門手録，顔曰醫學真傳其間陰陽血氣藏府經絡與夫五運六氣之理凡前聖所孕含未剖者闡著靡遺而諸書所表章未備者迄無餘藴洵足補救斯人而為功于造物其所係豈淺鮮哉嗣等彙集成帙摘其要者梓以問世俾皆知醫之傳有其真而學以不偽是誠我夫子扶挽斯道之志也夫旹康熙己卯之春錢唐王嘉嗣子佳敬題

陸氏圻醫林口譜

海寧續目二卷

未見

醫案

海寧續目二卷

未見

醫林新論

未見

按右見于張氏醫通引用書目海寧續自有醫論十篇

豈同書歟

汪氏昂醫方集解

三卷

存

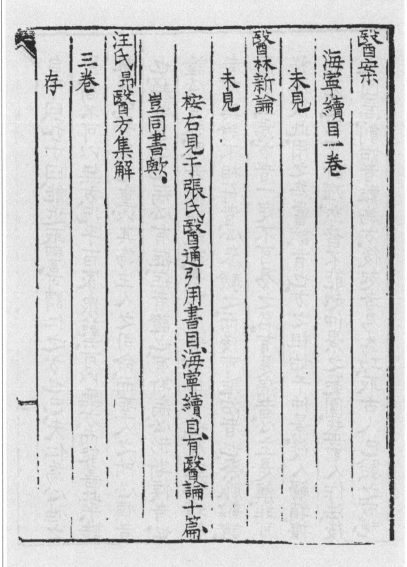

自序

昔孔子曰能近取譬可謂仁之方也已夫仁爲心性之學尚不可以無方況乎百家衆藝可以無方而能善此乎諸藝之中醫爲尤重以其爲生人之司命而聖人之所必慎者也竊嘗思之心病必有症症者證也有斯病必形斯候者也證必有脈脈者藏府經絡寒熱虚實所由分也有與證相符者有與證不相符者必參驗之而後可施治者也察脈辨證而方立焉方者一定不可易之名有是病者必主是藥非可移游彼此用之爲嘗試者也方之祖始乎仲景後人觸類擴而充之不可計殫然皆不能越仲景之範圍蓋前人作法後人因焉創始者難爲方後起者易爲功取古人已驗之成規

而斟酌用之，為効不既易乎。然而執方醫病，而病不能瘳，甚或反以殺人者，又何以說焉。則以脈證未辨，藥性未明，惑于似而反失其真，知有方而不知方之解故也。方之有解，始于成無已。無已慨仲景之書後人罕識，爰取傷寒論而訓詁之，詮症釋方，使觀者有所循入，誠哉仲景之功臣，而後覺之先導矣。厥後名賢輩出，謂當踵事增華，析微闡奧，使古方時方大明于世，寧不愉快。夫何著方者日益多，註方者不再見，豈金鍼不度歟，抑工于醫者未必工于文詞，不能達意，遂置而不講歟。迄明始有吳鶴臯之醫方考，文義精踈，同人膾炙，是以梨棗再易，豈為空谷足音，故見之而易喜歟。然吳氏但一家之言其于致遠鉤深或未徹盡茲特博採廣搜網羅群書精窮蘊奧或同或異各存所見以備參稽使探寶者不止一藏嘗鼎者不僅一臠幾病者觀之得以印證用者據之不致徑庭寧非衛生之一助歟或曰善師者不陳得魚者忘筌運用之妙在于一心何以方為余曰般倕不棄規矩師曠不廢六律夫易之為書變動不居然亦有變易不易二義故曰蓍之德圓而神卦之德方以智夫卦誠方矣豈方智之中遂無圓神之妙也哉吾願讀吾書者取是方而圓用之斯真為得方之解也已康熙壬戌歲陽月休寧訒菴汪昂題

醫方湯頭歌括

一卷

存

李氏文來醫鑑

十卷

未見

四庫全書提要曰、國朝李文來編、文來字昌期、婺源人、初休寧汪桓作醫方集解、本草備要二書、淺顯易明、頗行於世、康熙丙子、文采撮合兩書、條分縷析、分類排纂、以成是書、名曰李氏醫鑑、實則汪氏書也、又以雜證及傷寒有未備者、更輯為續補二卷、末附桓所作三集命門辨一篇、稱醫鑑成請正

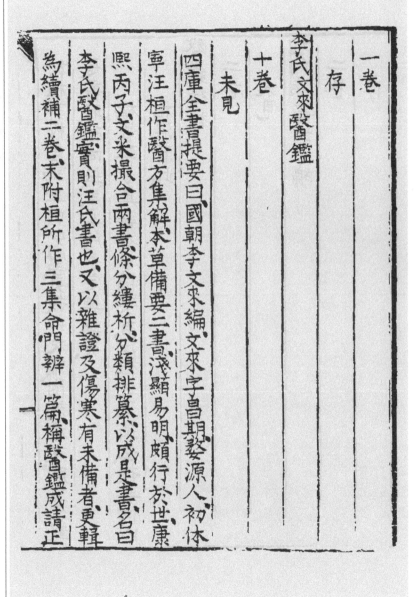

於植詳校差謬，王成完璧，更授以是編，附刻卷末，則文來輯是書時植尚無恙，乎所手定無異矣。

按著醫方集解本草備要者，汪桓之兄昂也，提要何以相混若此。

醫鑑續補

二卷

未見

尤氏乘壽世青編

二卷

存

徐氏人鳳醫方指南
十卷、
存

陳氏士鐸石室秘録
六卷
存

四庫全書提要曰，國朝陳士鐸撰，士鐸字遠公，山陰人，是書託名岐伯所傳，張機、華佗等所發明，雷公所增補，凡分一百二十八法，議論詭異，所列之方多不經見，稱康熙丁卯遇岐伯諸人於京都，親受其法，前有岐伯序，自題中清殿下宏宣秘籙無上天大帝真君，又有張機序，自題廣蘊真人，方術家固多依託，然未見怪妄至此者，亦拙於作僞矣。

辨證錄十四卷

存

自序曰：丁卯秋，余客燕市，黄菊初開，懷人自遠，忽聞剝啄聲，啓扉迓之，見二老者衣冠偉甚，余奇之，載拜問曰：先生何方來，得毋有奇聞誨鐸乎？二老者曰：聞君好醫，特來辨難耳。余謝不敏，二老者曰：君擅著作才，何不著書？君自雄顧咕咕時藝，竊恥之。余壯其言，乃尚論靈素諸書，辨脉辨證，多非世間余益奇之數、共晨夕、遂盡聞緒論、閱五月別去、訓鐸曰、今而後君可出而著書矣、鐸退而記憶、合以所試方、日書數則、久乃成帙、夫醫道之難也、不辨脈、罔識脈之徵、不辨證、罔識證之變、今世人習診者、亦甚多矣、言人人殊、究不得其指歸、似宜辨脈、不必辨證也、雖然辨脈難知、不若辨證易知也、古雖有從脈不從證之文、畢竟從脈者少、從證者衆、且證亦不易辨也、今人所共知者、必不辨也、古人所已言者、不必辨也、必取今人之所不敢言、與古人之所未及言者、而暢辨之、論其證之所必有、非詭其理之所或無、乍聞之而奇、徐思之而實未奇也、客曰、布帛菽粟、可以活人、安在談醫之必奇乎、余謝之曰布帛菽粟平淡無奇而治人之理實奇也日服之而不知其何以温日食之而不知其何以飽致使其理之彰可也乎鐸之辨證猶談布帛菽粟之理耳客又笑曰君辨理奇矣已足顯著作之才奚必託仙以衒奇耶鐸尼山之弟子也敢輕言著作乎聞二先生教亦述之而已矣何必諱其非仙哉仙不必諱而必謂見書非述也得欺世以衒奇乎書非衒奇而仍以奇聞名者以鐸聞二先生之教不過五閱月耳數十萬言盡記憶無忘述之成帙是則可奇者乎豈矜世以衒奇哉

山陰陳士鐸敬之甫號别遠公又號朱華子題於大雅堂

八卷

存

自序畧曰：古人立説，各有一長，取其所長，合為全璧。先聖後聖，其揆一也。然廣徵萬卷，恐多岐亡羊；專執一説，是守株待免。不若内遵經旨，外律諸家者為當耳。于是不揣孤陋，取古人書而彙集之，刪其繁而存其要，補其缺而正其偏。每證列成一章，每章分為數節。其間首述靈素，示尊經也；下註書目，傳道統也；冠以大意，提綱領也；贅以管見，補遺畧也。稿凡三易，輯成數卷，顏其端曰證治彙補。盖欲以彙合古人之精意，而補古人之未備也。大概此集編次法，即為臨證審治法，先以病因詳標本也次以外候察病狀也次條目審經絡也次辨證决疑似也次脉象憑折衷也次治法調虛實也次刼法垂奇方也次用藥指入門也續以附證博學問也終以方劑與繩墨也每證之中首尾編次皆列為十事如是而大綱畢備條理井然合其章句前後相貫分其節目次弟成章庶幾流覽誦讀無太繁太簡之弊俾賢智者俯而就之即不及者亦跂而致之是或繼往開來之一助耳但病機變化誠難盡於紙上陳言證治玄融豈易罄夫心中妙理予才末學茲集少文是知規矩不足盡匠氏之功彀率無以喻射者之智彼臨機應變必竣神聖通心舉錯合宜方為化工在手斯實望

於世之君子也。昔康熙丁卯孟冬上澣申江李用粹修之氏題。

劉氏曉濟人寶筏

二卷

存

王氏宏翰醫學原始

九卷

存

自序曰：蓋聞憂於道者神清，精於學者靡暇，是以學問之原，須應致知格物，而格學之功，莫不有機焉。余少苦志業儒，因慕古人有言，不為良相，則為良醫。然良醫豈易言哉，上知天文氣運之變化下達地理萬物之質性中明人事情欲之乖克庶幾醫學之原在於斯矣愚雖不敏每患人之性命於天而本來之原務須明確不致貿貿虛度於是從師討究博訪異人而軒岐叔和仲景東垣河間諸家及天文坤輿性學等書羅校詳攷而天地造化之理五運六氣之變遷人身氣血之盈虛藏府經絡之病機悉皆參論至於人之受命本末最為關切先儒雖有諄諄之論今儒務末置而不講雖有論者俱多遠儒近釋大醫大儒道無二理亦豈憒憒乎愚慨性命之學不明今而幸聞凡究確而得於心者不敢私秘首立元神元質一說明人道之生機上帝賦畀之本原一燭了然不

使誘入修煉旁門之悞次論受形男女之分別知受賦立命之原命既立矣而元質生機原係四元行締結資飲食而成四液繇四液以發知覺而五官四司得以涉記明悟至寤寐睡夢前人論而不確或言夢乃魂出而成殊不知魂合身生魂離身死豈有魂遊千萬里之外而一喚即歸醒之理乎又道家託言出神遠遊虛幻妄誕之談俱經分晰理明人五藏六府其中各有胎生之原病如心藏髑骬弱小者心脆心脆則善病消癉熱中肺藏合腋張脇者肺下肺下則善脇下痛醫逢此證若不胸有靈素何以知其原又醫不知經絡猶夜行無燭是以一藏一府之下詳論經絡脉穴起止病原分列

每經正側細圖致內照灼然及奇經八脈之奧亦並陳綴至周身俞穴主病針灸補瀉之法俱經詳悉而引經用藥之理靡不由斯凡昔賢與儒說不出於醫而有關於性旨者亦辯悉而著之間以不揣之愚附管窺以綴其中皆出乎性學之實理不敢以意為度也使學者知變化曲折之源得探性命之原亦未必不於是而得之豈止醫道云乎哉付諸梨棗以公於世若當吾世有高明之彥積乎學之深而更得其淵源為余意之所未及者猶幸而望其教我以教天下者也康熙二十七年端月下浣雲間浩然子王宏翰自撰

病機洞垣

未見

桉右見于吳縣志。

程氏履新易簡方論

六卷

存

引曰：嘗讀内經妙義，如牟尼珠，活活潑潑，莫可端倪，自非上智之士，鮮能晰其精微。降至漢末，張長沙慨其族人慘沒于傷寒者，十常八九，于是著傷寒論，三百九十七法，一百十三方，方方俱有妙義，自非登堂入室者，鮮能用之。自茲以往，方書日多，汗牛充棟，不可勝計，習醫者亦滿天下，不可勝計，于不可勝計之中求其良者什一庸者什九良者自能晰內經之精微究天下之秘奧施利濟于無窮也庸者示以傷寒方法茫無所從雖長沙之堂尚不易升而況欲入靈素之室乎于是庸淺之流憚經論深奧莫能窺測乃率以方授受問症檢方習以為常若強語以精微經論反冰炭而不相投不若因時俗習尚之常而發明其應否之議是余不得已之苦心也若夫沈痾痼疾傷寒痘疹良醫親視望聞問切猶恐疑難豈可以一定之方而應無窮之變故不敢載茲但取尋常易識之症和平穩安之方参以昔賢斟酌之論俾山陬海隅求良醫而不速得閱卷檢方折衷其論而自藥焉不致為庸

妄所悞耳。易曰：易則易知，簡則易從，由易知易從之方，而論之編為六卷，題其端曰易簡方論。皆述前賢遺意，非敢妄添蛇足也。古云用古方治今病，譬如折舊料蓋新房，不經良工之手，不易成也。神而明之，存乎其人，是又望于後之君子。若夫尚論千古，末張孫而本軒岐，劣群方而優經論，則君子所謂遊于聖人之門者，安用夫斯編之贅耶。

醫籍考卷六十四

山田元昌寫

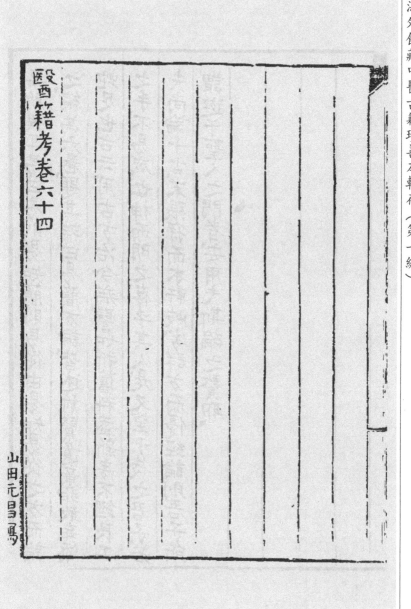